好きになる麻酔科学

第2版

苦痛を除き
手術を助ける
医療技術

諏訪邦夫 監修
Kunio Suwa

横山武志 著
Takeshi Yokoyama

講談社サイエンティフィク

謹告
　本書は、初学者を対象にした麻酔科学の入門書であり、その基本的な考え方や概要を伝えることを目的としたものです。医学的記載内容については、発行時点における最新の情報に基づき、正確を期すように、著者、監修者、出版社は最善の努力をしておりますが、実際の医薬品の使用、検査の実施および判読等にあたっては、医薬品添付文書や機器等の説明書で確認され、また診療技術に関しては十分考慮され、細心の注意を払われますようお願いいたします。

第2版　監修者まえがき

　改訂されずに消えていく専門書が多い中、本書「好きになる麻酔科学」が改訂されたのは、それだけ良い本だという証拠でしょう。「好きになるシリーズ」の狙いは「医学・看護・コメディカル・生命科学系向け」で、いくつかの書物がすでに刊行されています。

　このシリーズの話を聞いた私の反応は、「臨床医学の領域ではむずかしそう」でした。医学生や研修医が求めるものと、看護学生・看護師・コメディカル・生命科学系大学生が求めるものが大きく異なるからです。麻酔科学と限らず、内科学でも外科学でも同じです。

　臨床医学の枠組みの中で、医学生や研修医は細かい知識を得なくてはならず、その上に、医学生では国家試験対策が必要です。一方、看護師・コメディカルの方々ですでに資格を得ている場合、知識よりは医療の枠組みの中の認識を得ることが必須です。そんなわけで、出版社の幅広い要求に対応するのは容易ではありません。そもそも、よくも麻酔科学を含めてくれたと、出版社に感謝します。

　この大きなテーマに挑戦した著者は、「麻酔科学の基本は誰もがしっかり知って欲しい、認識してほしい。それはどのグループの方々も同じ」という意気込みで執筆しています。私が当初考えたような及び腰ではありません。著者の強い個性でもありますが、一方で著者が歯科医師の立場で各領域の数多い医師たちと永年つきあい、外科系の広い領域の方々を満足させる技術をマスターし、その過程で基本はこれという思想をどっしりと身に着けている故で、その点が本書の随所に表れています。

　一つ積極的に採用しているのが、領域と関連する医学の各方面のいろいろなエピソードをバランスよく散りばめている点で、どのグループの読者をも存分に満足させるに相違ありません。

　優れた著作物の監修を引き受けるのは、大変に楽しい任務でした。

2018年　10月

諏訪邦夫

第2版　はじめに

　本書の第1版を上梓してから、7年が過ぎました。この間に麻酔科学の分野でも新たな進歩がありました。本書では、近年の麻酔科学の変化を踏まえて、麻酔科医の仕事を、手術室での働きを中心として具体的に紹介しながら、「麻酔科学の基礎」をやさしく説明しました。

　総合病院や大学病院における麻酔科医の活躍の場の中心は手術室です。何かの病気で外来受診したり、お見舞いで病棟に行くことはあっても、手術室に入った経験のある人は少ないでしょう。最近では、テレビドラマなどの舞台として、無影灯という影のできにくい手術室専用のライトがついた眩しい手術室が登場することもあります。しかし、医師でも、麻酔科医や外科系の医師、それに手術室勤務の看護師以外は、手術室にあまりなじみはないはずです。臨床実習までは手術室に入ったことがないという医学部の学生も多いと思います。本書では、この手術室を舞台にしながら、あまり知られていない麻酔科学という学問と、実際の麻酔科医の仕事内容を紹介します。

　本書の主人公は、3年生になったばかりの2人の医学生です。その他に、手術室を中心に働く2人の後期研修医と先輩麻酔科医、その指導医が登場します。内容は最近の方法による麻酔管理に即していますが、私自身が麻酔研修を行った当時を思い出しながら書き進めました。登場人物の名前ですが、当時は諏訪邦夫先生に指導していただいたので、指導医は邦夫先生とさせていただきました。そして初心に返るという意味で、後期研修医の一人は私の名前にしました。

　読者対象は、おもに医学生を考えていますが、看護学生や麻酔に深い興味のある読者も読み進められるよう、イントロダクション「麻酔の基礎知識」や「まめ知識」コーナーなども作りました。麻酔科学に興味を持っている多くの方々にも読んでいただきたいと思っています。

2018年8月

著者　横山武志

好きになる麻酔科学 contents 第2版

目次

監修者まえがき iii
第2版 はじめに v

イントロダクション 麻酔の基礎知識 1

1 麻酔の目的 1
2 麻酔の種類 2
3 麻酔の実際 3
4 麻酔にかかわる薬剤の基礎知識 5

第1章 カンファレンスルーム① 静脈路確保 8

1.1 静脈穿刺の手順 11
〈Q&A〉どこの静脈を選択するか 13
〈Q&A〉静脈穿刺のポイントは？ 14
〈詳細解説〉血液の逆流の注意点 15

第2章 カンファレンスルーム② 麻酔の歴史 20

2.1 麻酔の歴史 20
2.2 局所麻酔の歴史 22
〈Q&A〉鎮痛と同様に外科手術に大切なものは？ 24
2.3 輸液の歴史 25
2.4 モニター装置の開発の歴史 25

第3章 麻酔管理① 術前回診 31

3.1 術前回診では何をするのか 31
3.2 麻酔申し込み内容の確認 32
 A. 肥満度のチェック 32
〈Pick up〉肥満患者の問題点 34
 B. 血液検査 35
〈Pick up〉小児の術前検査のポイント 38

C. 呼吸機能検査　38
〈Pick up〉胸部 X 線写真の読み方　40
D. 心電図　41
〈詳細解説〉麻酔科医の心電図の見方　43
3.3 病棟で患者さんへの問診と診察　47
A. 問診のポイント　47
B. 診察　48
〈Pick up〉Mallampati 分類　49
〈Pick up〉Upper Lip Bite 試験　51
〈Pick up〉アレンテスト　51
3.4 患者さんに麻酔の説明をし同意を得る　53

第4章　麻酔管理② 麻酔の準備　55

4.1 麻酔準備室での麻酔カートの準備　55
4.2 手術室での麻酔器の準備　60
A. 中央配管との接続　60
B. 麻酔回路の接続　61
C. モニターの準備　67
〈Pick up〉BIS モニター　69
D. 点滴の準備　70
E. 吸引セットの準備　71

第5章　麻酔管理③ 麻酔導入　74

5.1 患者さんの手術室への到着　74
5.2 薬の投与〜鎮痛、鎮静から気管挿管まで　78
〈詳細解説〉肥満患者さんへの薬物投与量の決め方　79
5.3 喉頭展開から気管挿管へ　80
〈Pick up〉新しい挿管補助器具　83
5.4 人工呼吸器の設定および酸素流量の設定　84
5.5 麻酔導入に使った薬剤についてのまとめ　85
A. 使用薬剤とその目的　86
〈Pick up〉Mac と Mac awake　87
B. 薬の投与の順番　88
C. その他の麻酔薬や麻酔導入方法　89
〈詳細解説〉完全静脈麻酔：TIVA　90
5.6 麻酔中の換気について　91
A. 換気量の設定　91

vii

B. リクルートメント　93
　〈詳細解説〉Protective Lung Ventilation：肺を保護する換気のコツ　94

第6章　麻酔管理④　麻酔維持　95

6.1　循環管理　96
　〈詳細解説〉脳血流に影響する因子　98
　〈Pick up〉循環血液量の減少の影響　99
6.2　輸液管理　99
　A.　体内の水分バランス　100
　B.　輸液製剤の選び方　101
　〈Q&A〉輸液速度の決め方　104
　〈詳細解説〉輸液速度の調節　106
　〈Q&A〉栄養輸液　107
　〈詳細解説〉小児の輸液　109

第7章　麻酔管理⑤　覚醒　111

7.1　筋弛緩薬の残存がないかどうか　〜TOF比とリバース　112
　〈詳細解説〉リバース　114
7.2　術後の鎮痛のための薬剤投与　115
7.3　覚醒と抜管　117
　〈Q&A〉上手に覚醒させるコツ　119

第8章　麻酔科医控え室での講義①　呼吸と血液と酸素　122

　A.　大気中の空気の組成　122
　B.　血液に溶け込む酸素量　123
　C.　ヘモグロビンによる酸素運搬　125

第9章　麻酔科医控え室での講義②　体内の水分量と輸液　128

9.1　循環血液量　128
9.2　循環血液量の減少を抑える　131
　〈詳細解説〉ちょっと復習：輸液の4-2-1ルール　132
　〈詳細解説〉循環血液量　133

第10章　麻酔症例①　全身麻酔　乳がん　135

●患者さんの到着　135
●静脈路の確保と麻酔薬の投与　136
●気管挿管　137

viii

●換気（人工呼吸器）の設定：従圧式　138
●手術の開始と麻酔維持　139
●手術の終了　〜覚醒へ　140

第11章　麻酔症例②　全身麻酔　口蓋形成術　142

●患者さんの到着　142
●静脈路の確保と麻酔薬の投与　143
●気管挿管　143
●人工呼吸器の設定　145
●手術の開始と麻酔維持　146
●手術の終了　〜覚醒へ　147

第12章　麻酔症例③　区域麻酔　帝王切開　151

12.1　硬膜外麻酔と脊髄くも膜下麻酔　151
〈詳細解説〉局所麻酔薬作用の発現の順番　158
〈Pick up〉アプガースコア　160
〈詳細解説〉帝王切開術の輸液　165

まめ知識

歯の治療なのに全身麻酔？　2
静脈麻酔薬の名付け方　6
急に有名になった静脈麻酔薬　6
筋弛緩薬事件　7
針の形状いろいろ　10
長時間フライトと深部静脈血栓症の危険　19
吸入麻酔薬の始まり　21
メトキシフルラン　22
針のない注射器　23
古代の局所麻酔　23
歯みがきで歯血症になる　24
心電図の始まり　42
心電図フィルター　42
聴診器　52
メンデルソン症候群　54
カニスターの意味　64

ソーダライムと潜水艦　64
麻酔記録の始まり　77
筋弛緩薬　89
睡眠と冬眠と麻酔：麻酔は睡眠の代わりになるのか？　110
麻酔時の低体温　112
尺骨の由来　115
酸素ボンベの残量　121
長時間フライトによる低酸素症の危険　127
体内水分量の調節　133
睡眠時無呼吸症候群と利尿　134
嗅覚はすぐに慣れる　146
日本で初めての口唇形成術　148
新生児・乳児と成人のマスクの大きさ　149
歯科治療での局所浸潤麻酔の注射の痛み　150
女性麻酔科医アプガー　161

エピローグにかえて　169
第2版　著者あとがき　170
索引　172

●ブックデザイン── 安田あたる
●カバーイラスト── 角口美絵

ix

登場人物の紹介

医学生　夏樹と裕子

夏樹　　裕子

夏樹と**裕子**は、この春にK大学医学部の専門課程に進学したばかりの3年生です。生理学の授業を受けてから呼吸や循環に興味を持つようになり、希望者だけが受講できる臨床見学実習で麻酔科を選択しました。

夏樹は、スポーツ好きな外科系志望の学生です。一方の**裕子**は、文学少女で、数学や物理は苦手です。でも早く医師になって患者さんの痛みを軽くして少しでも楽にしてあげる方法を研究したいと考えています。

研修医　武志先生と幸子先生

武志先生　幸子先生

2人はK大学医学部の同級生で、初期研修＊を終えたのち、後期研修でK大学の麻酔科を選択し、入局したばかりです。

武志先生は救急と集中治療に興味を持っていて、その基礎となる呼吸や循環管理を学ぶために麻酔科に入局しました。

幸子先生は、学生時代からまじめで、努力家で、しっかり者です。

先輩麻酔科医　博司先生

博司先生は武志先生や幸子先生の先輩になります。初期研修制度がまだなかった時代なので、医学部卒業後すぐに麻酔科に入局しています。遅刻が多かったり、片付けが苦手だったりするけれど、患者さんや研修医にはいつも一生懸命で優しい先生です。

指導医　邦夫先生

邦夫先生

邦夫先生は、K大学医学部麻酔科の准教授で、「ロジック」と「エビデンス」を重視した理論的な麻酔管理を好みます。細かな手技にもこだわりがある一方で、麻酔科学全般に幅広い知識を持っています。

＊**初期研修**：初期（臨床）研修は、広い知識と技術の習得を目的として義務付けられた医師免許取得後の2年間の研修制度です。2004年に始められ、2009年に一部見直しがされています。初期研修1年目に、内科6か月以上、救急3か月以上、そして外科・麻酔科・小児科・産婦人科・精神科が選択必修となっています。2年目は、地域医療1か月以上、その他、将来進みたい専門の診療科での研修も可能、多くの診療科を巡回する研修も可能になっています。初期研修の後に、選択した専門領域で後期研修を開始します。

イントロダクション
麻酔の基礎知識

この章で学ぶPoint

本章は、「麻酔の本は初めて読む」人を対象に、知っておいたほうがよい、麻酔についての基礎的な知識を大まかにまとめました。
ある程度、麻酔のことを勉強している人は、読み飛ばしていただいてもかまいません。

1 麻酔の目的

　手術前の患者さんには、強い不安や緊張があります。また、手術で身体を切られるときには強い痛みを感じます。麻酔の目的は、このような不安や緊張などの精神的ストレス、痛みという肉体的ストレスを十分に軽減して、無事に手術が行えるようにすることです。

　不安や緊張に対しては全身麻酔で意識を消失させ、痛みに対しては局所麻酔や鎮痛薬で取り除きます。さらに呼吸循環を適切に管理し、かつ手術を行いやすくすることが麻酔科医の大切な仕事です。

　以前は、「意識がないなら痛みを感じないのだから、それでいいだろう」という外科医がいました。しかし実際には、意識がなくても身体は痛みの刺激に反応して、血圧が上昇したり頻脈になったりします。全身麻酔を施行する場合には、意識消失ばかりに重点を置いてはいけません。適切に苦痛を取り除くということが最も重要な要素です。麻酔とは、周術期のストレスを取り除く（軽減する）医療技術と言えます。

イントロダクション●麻酔の基礎知識

2 麻酔の種類

　一口に麻酔といっても、いろいろな麻酔があります。大きく分けると、静脈内投与や吸入によって全身的に薬剤を投与して意識を消失させる**全身麻酔**と、局所麻酔薬を身体の一部分に投与して部分的に痛みを抑える**局所麻酔**の2つがあります。もちろん全身麻酔と局所麻酔を併用して行うこともできますし、実際多くの手術では併用して行われています。

　局所麻酔には、手術部位の周囲に局所麻酔薬を投与して鎮痛を得る局所浸潤麻酔や表面麻酔と、手術部位よりも神経の中枢側に局所麻酔薬を作用させて鎮痛を得る脊髄くも膜下麻酔や硬膜外麻酔、各種の神経ブロックがあります。いずれも神経伝導の途中を遮断する方法で、直接脳には作用しません。最近では、脊髄くも膜下麻酔、硬膜外麻酔、各種神経ブロックを合わせて区域麻酔とし、局所浸潤麻酔と合わせて局所麻酔と分類することが多くなっています。

全身麻酔：全身的に薬剤を作用させ、意識を消失させる。
局所麻酔：局所麻酔薬を投与し、部分的に鎮痛を得る。
　　　　　・侵襲部位に直接作用…局所浸潤麻酔、表面麻酔
　　　　　・神経の中枢側に作用…脊髄くも膜下麻酔、硬膜外麻酔、
　　　　　　各種神経ブロック（区域麻酔）

まめ知識　歯の治療なのに全身麻酔？

　虫歯の痛みは不快で我慢できないだけではなく、きちんと食事が摂れないことにもなりかねません。精神発達に障害のある患者さんの場合、歯が痛いというだけで食事を全く摂らなくなることもあります。また、心臓手術や肝臓移植のような大手術を受ける患者さんでは、虫歯が感染源になることもあります。そのためきちんと歯科治療を受けることは大切です。一般的な虫歯などの歯科治療は局所浸潤麻酔で行われますが、幼児や障害のある患者さんでは、じっとしていることができなくて、普通に歯科治療が行えないことがあります。そのため、全身麻酔下で歯科治療を行うことがあります。

2

3 麻酔の実際

　ここで、一般的な手術時の、麻酔に関する流れを簡単に説明します（詳細については、各章で細かく触れます）。

手術の前に

　患者さんが病院を受診し、治療には手術が必要だということになれば、外科医が手術の申し込みを手術部と麻酔科に行います。その申し込みに沿って、麻酔科医が手術内容や患者さんの状態を確認します。そして麻酔科医が病室を訪問し、実際に患者さんに今までの病歴や現在の体調を確認します。手術前日までに、麻酔計画を立て薬の内服や飲食についての術前の指示を出します。患者さんに麻酔の手順や合併症などについて説明を行い、麻酔への同意をいただきます。

当日の早朝

　麻酔科医は、患者さんが手術室に入室したらすぐに麻酔が開始できるように、麻酔器など麻酔に必要な器材や薬剤の準備を行います。大学病院などでは、早朝にカンファレンスをして、それぞれの症例の問題点と麻酔方法を確認して情報共有します。

手術室入室

　手術部の搬入口で患者さんの氏名、手術部位の確認を行います。また病棟での血圧、脈拍数、体温などの申し送りも行います。看護師だけでなく、担当医や麻酔科医も立ち会うことが多くなっています。特に最近は、四肢にバーコード入りのタグをつけるなどして患者さんの間違いがないことをしっかり確認してから、それぞれの手術室に入室するようになっています。

モニタリングと点滴

　手術室に患者さんが入室し手術台に移った後、心電図、血圧に加えて、身体に酸素がいきわたっているかどうかのモニタリングも開始します。異

常がなければ、静脈路を確保して点滴を開始します（小児では先に吸入麻酔薬で入眠させてから静脈路を確保することもあります）。

全身麻酔の導入

覚醒している患者さんに麻酔薬を投与して意識を消失させ、手術ができるように麻酔深度を深くすることを、麻酔導入といいます。

一般的な麻酔では、静脈麻酔薬や鎮痛薬を静脈内投与し、意識消失した後に筋弛緩薬を投与して、気管内に人工呼吸を行うための管を挿入します。

麻酔維持

手術中に滞りなく手術ができるように麻酔の深さを保つことを、麻酔維持といいます。麻酔科医は手術による患者さんの苦痛や負担に応じて、吸入麻酔薬の濃度や静脈麻酔薬の投与速度を調節し、適宜鎮痛薬も併用して麻酔深度を適切に保ち、呼吸や循環を管理します。

覚醒

手術が終了したら、麻酔薬の投与を中止して覚醒させます。十分な自発呼吸を確認して、気管に挿入していた管を抜きます。呼吸および循環が安定していることを確認して、病棟に帰室させます。症例によっては回復室で様子を見たり、全身状態が落ち着かない場合には集中治療室に入室させることもあります。

術後回診

患者さんの病室を訪問し、術後の状態を確認します。術後の痛み、悪心や嘔吐の有無、声の変化やのどの痛みについてもチェックします。

> 麻酔の流れは、手術申し込みがされて、麻酔科医による術前回診が行われるところから始まります。手術当日は、患者さんに麻酔を導入し、無事に手術が終了できるように適切に管理します。手術終了後には麻酔から覚醒させ、状態を確認して病棟に帰室させます。術後回診を行い、患者さんの状態に問題がないことを確認してとりあえず終了です。

4 麻酔にかかわる薬剤の基礎知識

　今日、麻酔の3要素と言われるのは、①「健忘（意識消失）」つらいことを覚えていないこと、②「鎮痛」痛くないこと、③「不動」手術中に動いたり筋の動きや緊張によって手術がやりにくくならないようにすることです。これらの3要素とその作用をもつ基本的な薬剤の名称を説明します。

①意識消失 —— 全身麻酔薬

　全身麻酔の場合は意識消失させるために、静脈麻酔薬では、プロポフォール、超短時間バルビツレートのチオペンタールやチアミラール、ベンゾジアゼピン系のミダゾラムなどを使用します（**図1**）。また、吸入麻酔薬としては、セボフルランやイソフルラン、デスフルランが使用されています（**図2**）。

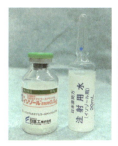
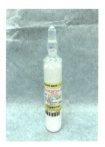

チアミラール　　ミダゾラム　　プロポフォール

図1　静脈麻酔薬（意識消失）

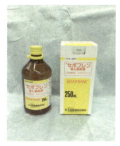
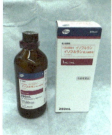
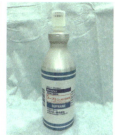

セボフルラン　　イソフルラン　　デスフルラン

図2　吸入麻酔薬（意識消失）

イントロダクション●麻酔の基礎知識

まめ知識 静脈麻酔薬の名付け方

薬剤の名前の由来は、その発見された経緯や時代によってさまざまです。

代表的な静脈麻酔薬であるバルビツレート（Barbiturate）を発見したのはフォン・バイエルで、1864年のことです。聖バルバラ（Saint Barbara）の日に、尿素（urea）とマロン酸から合成されました。このバルバラと尿素の2つの単語をつないだのが、バルビツレートという名前の由来だそうです。

それに対して、化学構造から名前がつけられている薬剤もあります。ベンゾジアゼピン（Benzodiazepine）は、構造がベンゼン環、ジアゼピン環、アリール環からなります。隣り合う2個の炭素原子が別の骨格の炭素原子と共有するベンゼン環（benzo-）と窒素を2個含む七員環二重結合ジアゼピン環（diazepine）を有することから名付けられています。

ベンゾジアゼピン系薬剤のトリアゾラムは睡眠導入に用いられ、ハルシオン（Halcyon）という名前で有名です。このハルシオンはギリシャ神話の波風を静める鳥に由来します。冬至の頃の2週間ほどの天候の穏やかな日々をハルシオンデイズ（Halcyon Days）と呼び、転じて「平穏なとき」や「古き良き時代」とも訳されるようです。トリアゾラムは精神的副作用が多く、犯罪に関わるドラッグとしても有名なので、ちょっと似合わないですね。

まめ知識 急に有名になった静脈麻酔薬

2009年6月に急死したマイケル・ジャクソンの血液から検出されたことから、静脈麻酔薬のプロポフォールは急に有名な薬剤になりました。その後、2014年に某大学病院の集中治療室で、小児の鎮静には使用が認められていないプロポフォールが原因で小児が死亡した事件も発生しました。今では麻酔科医ではなくても、名前を知っている人がたくさんいます。

②鎮痛 —— 麻薬性鎮痛薬などを使う

手術中の鎮痛には、麻薬性鎮痛薬であるフェンタニルやレミフェンタニルがよく使用されます（**図3**）。

③不動 —— 筋弛緩薬を使う

患者さんの体動を防ぐためには、筋弛緩薬が使用されます。神経筋接合部のアセチルコリン受容体に作用して脱分極を抑える非脱分極性の筋弛緩薬であるロクロニウムがよく使われています（**図4左**）。

筋弛緩薬には、脱分極を起こすことで作用する脱分極性筋弛緩薬のスキ

4　麻酔にかかわる薬剤の基礎知識

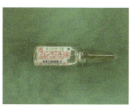 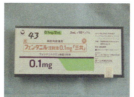 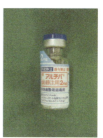

　　フェンタニル　　　　フェンタニル（箱）　　　レミフェンタニル
図3　麻薬性鎮痛薬（鎮痛）

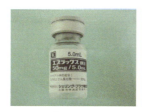 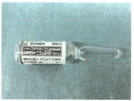

　　ロクロニウム　　　　　スキサメトニウム
図4　筋弛緩薬（不動）

サメトニウムもあります（**図4右**）。しかし、筋肉痛や高カリウム血症などの副作用の他に悪性高熱症や横紋筋融解症の誘因となる可能性も指摘されています。熱傷や外傷の症例や緑内障がある症例、ジギタリス中毒の症例では原則禁忌の薬剤です。

> **まめ知識　筋弛緩薬事件**
>
> 　宮城県仙台市のクリニックで、1999年から2000年にかけて不審な急変から死亡するという事例が多数発生しました。2000年10月に入院し、抗生物質の点滴後に容態が急変した11歳女児の血液から、筋弛緩薬の成分が検出されました。これがきっかけとなり、1人の准看護師が筋弛緩薬を投与して、1件の殺人と4件の殺人未遂を引き起こしたとして逮捕されました。当時、麻薬などの薬剤管理は徹底されていましたが、筋弛緩薬などの管理はずさんなものでした。しかし、現在ではこの事件がきっかけとなり、麻薬とともに筋弛緩薬も含めた多くの麻酔にかかわる薬剤が厳しく管理されるようになりました。

第1章

カンファレンスルーム❶

静脈路確保

この章で学ぶ Point

薬剤の投与、輸液などのために、静脈路の確保は、麻酔科医にとって必須の手技です。
この章では、患者さんの立場に立ちながら、苦痛が少なく確実に行う方法とその理論的背景を学びましょう。

[講義初日]

　土曜日の朝9時ちょうどに、手術部麻酔科のカンファレンス室に武志先生と幸子先生の2人の姿があります。彼らは昨日で初期研修を終え、来週からは後期研修で麻酔科を選択した研修医です。初期研修では麻酔科での研修もそれぞれ6か月ずつ経験しており、準備や手順などについてひと通りは習得しています。先日、麻酔科の医局に後期研修の挨拶に来たときに、指導医の邦夫先生から、2人だけの少人数講義を受けることを申し渡されたのです。

　そこに邦夫先生が、医学生の夏樹と裕子を連れて一緒に部屋に入ってきました。

邦夫先生：こちらは医学部3年の夏樹君と裕子さんです。君たちの6年後輩です。臨床見学実習で君たちの麻酔を見学して勉強してもらいます。よろしくお願いします。

夏樹、裕子：よろしくお願いします。

邦夫先生：武志先生と幸子先生は初期研修で、外科と内科で半年ずつ、それから小児科と産婦人科で3か月ずつの研修を受け、麻酔科でも半年間の研修を受けています。しかしそのときは、医師として学ぶ必要のある、最低限の気道管理や循環管理について勉強しただけです。これ

8

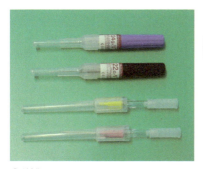
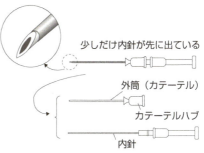

①外観
図 1.1　留置針いろいろ

②留置針の構造
留置針はカテーテルとなる外筒と内針からできている。カテーテルはテフロンやポリウレタンなどのやわらかい素材からできていて、それだけでは皮膚や血管を穿刺できない。内針により穿刺を行い、カテーテルの先端が血管内に入ったあと、内針を抜き取る。その後カテーテルハブに点滴回路を接続する。

から先生たちは麻酔のプロフェッショナルになるのですから、麻酔科学という学問の基本的な考え方をしっかりと学ぶ必要があります。特に麻酔科学という学問は、周術期、つまり手術とその前後の短い期間における患者さんのストレスをいかに軽減するかを目的とした学問であることを理解してください。そのためにも、これからは機会があれば、ときどき私の講義を受けてもらいます。

　今日は最初に静脈路確保、つまり点滴のとり方について話したいと思います。静脈路確保とは静脈にカテーテル*や針を挿入・留置して輸液や薬剤投与のためのルートを得ることで、静脈に留置針（**図1.1**）を刺す静脈穿刺は最も基本的な侵襲的医療行為の1つです。もちろん麻酔科医には必須の技術です。静脈穿刺が下手だと、診断がどれほど上手でも、手術が上手でも、患者さんにはヤブ医者だと思われてしまいます。逆に静脈穿刺が上手だと名医だと思ってくれます。もちろん例外もありますが、静脈路が確保できないと麻酔が始まりません。

＊**カテーテル**：治療目的に血管や体腔、臓器内に挿入するプラスチックやゴムなどの材質の管をカテーテルといいます。静脈内に留置するカテーテル以外にも胃や膀胱、心臓に挿入するカテーテルもあります。目的に応じて太さや長さ、形状も多様です。

まめ知識 針の形状いろいろ

虫めがねや拡大鏡で、留置針の先端をよく観察してみてください。

静脈や動脈を穿刺するときに使用する留置針の先端は、金属の円筒を斜めに切ったような形状をしていて、この切り出された面をカット面といいます。しかし、それだけではありません。皮膚に刺すときの切れ味をよくするために、さらに先端部分を研磨しています。包丁の刃と同じです。カット面の側から先端部分の左右にさらに研磨してより鋭利にした形状をランセット（柳刃）といいます。逆にカット面の反対側から先端部の左右に研磨した針の形状をバックカットといいます。穿刺がうまくいかず繰り返すときには、バックカットタイプのほうが、切れ味が落ちずに有効です。

ランセット

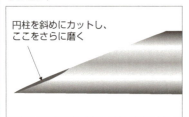

円柱を斜めにカットし、ここをさらに磨く

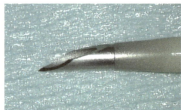

バックカット

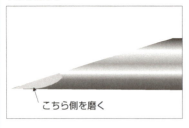

こちら側を磨く

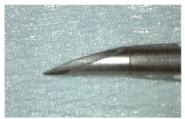

刃先の違い（上から見た様子）

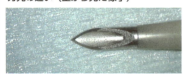

ランセット

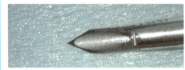

バックカット

1.1 静脈穿刺の手順

邦夫先生：先生たちは初期研修の 2 年間で、点滴のための静脈穿刺を何回も経験したと思います。そこで静脈穿刺についていくつか質問します。まず静脈穿刺の手順を確認しましょう。武志先生説明してください。

静脈穿刺の手順

①まず穿刺部位を探します。穿刺は基本的に上肢から行います。前腕もしくは手背（しゅはい）の静脈を選択します。下肢では心臓から遠いため薬剤の作用発現に時間を要すること、深部静脈血栓症*の予防のための弾性ストッキングやフットポンプなどの器具の装着に邪魔になること、穿刺の痛みが強いことから第一選択にはしません。

②駆血帯（くけつ）を肘関節の上または下に巻きます（**図 1.2**）。穿刺部位を手背静脈とする場合は、前腕の中ほどでもかまいません。最近は手背静脈を第一選択として指導する病院が多くなっています。

③静脈が十分に怒張したら、穿刺する静脈を選びます。まっすぐで十分な太さがあり、皮膚の浅いところにある静脈が最適です。そのため基本的に前腕もしくは手背の静脈を選択します（p.13 Q&A 参照）。

④指先で血管の穿刺部位周辺を指先で軽く叩いて血管を怒張させます。この時、指先へ響く感じがあると神経がそこにあるわけです。神経障害の可能性が高くなるので、穿刺部位を変更します。

＊**深部静脈血栓症**：深部静脈血栓症とは、静脈血のうっ滞や血液凝固の亢進によって大腿静脈・膝窩静脈などの身体の深部にある深部静脈に血栓ができる病態です。この血栓は、血液の流れに乗って心臓に戻り、右房右室を経て、肺動脈で細くなったところに引っかかって詰まってしまいます。広範囲に血流がせき止められると肺から心臓に戻る血液が少なくなり、心臓から血液を拍出できずショックに陥る危険な疾患です。深部静脈血栓症はこのように、死亡率の高い肺血栓塞栓症の原因になるため、注意が必要です。

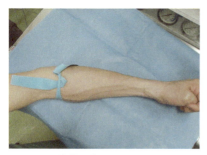

図1.2　駆血帯を巻く

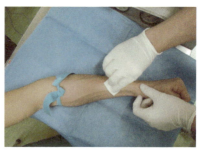

図1.3　穿刺部位の消毒

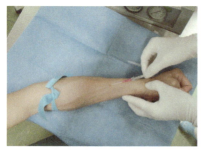

図1.4　静脈の穿刺

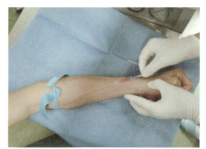

図1.5　針を寝かせて血管内を進める

⑤親指を中にして手をしっかりと握ってもらいます。筋肉が緊張することで筋肉内の血液が静脈に移行して静脈内の血液が増加し、さらに血管や皮膚の位置が安定して穿刺しやすくなります。

⑥アルコール綿で穿刺部位を消毒した後（**図1.3**）、皮膚を軽く引っ張って緊張を与えた状態で穿刺します（**図1.4**）。内針を血液が逆流してきたら、穿刺針を少し寝かせて、血液の逆流を確認しながら数mm進め（**図1.5**）、外筒（カテーテル）のみをさらに進めます（**図1.6**）（図は前腕の静脈穿刺の例）。

⑦駆血帯を外して、外筒の先端相当部を押さえて、内針を抜き（**図1.7**）、廃棄ボックスに捨てます。

⑧カテーテルハブに点滴回路を接続した後に（**図1.8**）、滴下を確認して固定します（**図1.9**）。

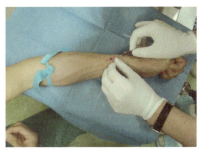
図1.6 外筒（カテーテル）を進める

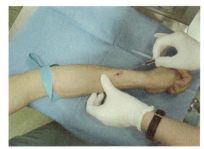
図1.7 駆血帯を外し、内針を抜く

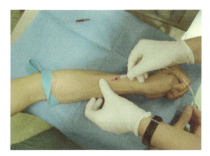
図1.8 点滴回路の接続

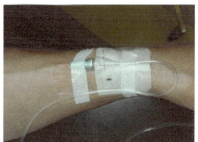
図1.9 点滴固定

Q&A どこの静脈を選択するか

邦夫先生：大体の手順はわかっているようですね。手背の静脈をよく選択するのはなぜですか？

武志先生：今述べたように、まっすぐで十分な太さがあり、皮膚の浅いところにあるので穿刺しやすいからです。それに神経障害も生じにくいと思います。

邦夫先生：確かに武志先生の意見にも一理あります。以前は麻酔導入にチオペンタールやチアミラールのような超短時間バルビツレートを静脈麻酔薬として多く使用していました。この薬剤はアルカリ性が強く、血管から漏れるとよく組織壊死を起こしました。そこで静脈から投与する際には、なるべく末梢の静脈を選んだのです。というのは、穿刺に失敗しても中枢側で取り直せるからです。現在、麻酔導入に使用頻度の多い催眠鎮静薬（ベンゾジアゼピン系）のミダゾラムやプロポ

フォール、筋弛緩薬では多少血管から漏出しても大きな問題はありません。つまりあえて穿刺部位として手背静脈を最初に選択する必要はありません。

麻酔導入の前に覚醒状態の患者さんから穿刺する場合には、神経を誤穿刺してもすぐに患者さんが訴えるのでわかります。また自分が刺されることを考えれば、手背よりも前腕のほうがいいですよね。

最近は手背の静脈が第一選択になることが多いようです。でも手背に静脈路が確保されていると、患者さんにとって手が使いにくく不便になります。これは私見ですが、最初から手背静脈を選択するのは、前腕での穿刺が難しい患者さんや乳幼児症例だけでよいでしょう。ただし、麻酔導入後の意識のない場合、前腕で浅い静脈がなく穿刺による神経障害が懸念されれば手背静脈を穿刺すべきです。

ちなみに採血も含めた静脈穿刺による神経障害の発生率は、報告にもよりますが、1万例に1例程度です。そのうち2～3割程度の患者さんが長期の神経障害を発症します。神経の走行を考慮して穿刺すること、および覚醒している患者さんが違和感を訴えた場合にはすぐに中止して、別の部位から取り直すことが**重要**です。

Q&A 静脈穿刺のポイントは？

邦夫先生：それでは、よい静脈穿刺のポイントは何ですか？
幸子先生：これは初期研修で麻酔科を回ったときに、邦夫先生から直接教わりました。

静脈穿刺のポイント

①留置するカテーテルの先端がどこに来るのかを考えて穿刺部位を決めること。
②針を持たないほうの母指で、常に皮膚に一定の緊張を与えた状態で穿刺すること。
③針は、血液の逆流がよく見えるように、また穿刺時の感覚がわかるように後端近く

邦夫先生の補足

カテーテルの先端がどこに来るかを考えずに穿刺すると、血管の屈曲部分に先当たりをして点滴が落ちなくなることがあります。

皮膚に適切な緊張を与えた状態で手技を行うことは、末梢の静脈だけではなく動脈を穿刺するときの基本でもあります。静脈にあたらないからといって、穿刺している最中に緊張を与えているほうの手を離して血管を触って探そうとすることは避けるべき行為です。

を軽く持つこと。
④皮膚に穿刺してから中で血管を探さないこと（真っすぐ刺してダメなら真っすぐに戻る）。——皮膚に穿刺してから、もたもたと針の方向を変えながら血管を探されると、当たり前ですが、すごく痛いのです。

　血管に対してまっすぐに立ち、軽く脇を締めて血管の走行と穿刺針、手首から肘までが一直線になるようにして穿刺します。

詳細解説 ▶ 血液の逆流の注意点

　静脈内留置針の先端部分をよく観察してみてください。血管内に留置されるカテーテルは、内針よりも短くなっています。針によっては、内針の孔からカテーテルの先端部は1 mm以上離れています（p.9 図1.1、p.10 まめ知識参照）。

　駆血すると静脈血がせき止められて末梢側の静脈内圧が上昇します。このとき留置針の内針の先端が血管内に刺入されると、圧の高くなった血管内から内針の中腔部分を血液が逆流して静脈に穿刺されたことがわかります。しかし、このとき内針の先端は血管内に入っていてもカテーテル部分はまだ血管内に入っていないことがあります（**図1**）。静脈穿刺の苦手な人の中には、血液の逆流があるとあわててカテーテルを進めようとする人がいます。しかしこのような場合に、あわててカテーテルを進めようとしても失敗します。また皮膚に与えた緊張を緩めてカテーテルを挿入しようとするときには、針が少し引き戻されることがよくあります。そのために血液の逆流を認めた後、針を血管に平行に近くなるように寝かせて数mm進めてから、カテーテルを進めるといいのです。

　内針の外側に溝を掘っておいて、カテーテルが血管内に入ると内針とカテーテルの間

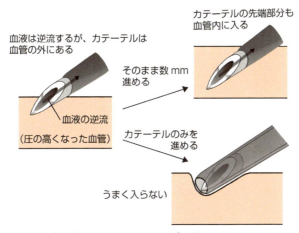

図1　血液の逆流とカテーテルの先端の位置

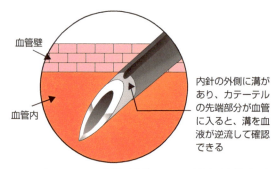

図2　カテーテルの先端が血管に入った状態（血管確保）

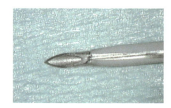

図3　サーフローフラッシュ®先端

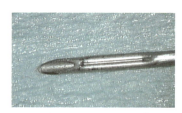

図4　サーフローフラッシュ®溝

を血液が逆流してきて確認できるという優れものの留置針があります。「サーフローフラッシュ®」（テルモ株式会社）という名称で商品化されています（**図2～4**）。

邦夫先生：解剖をよく知っておくことも静脈穿刺のポイントです。静脈の見えない乳幼児の静脈穿刺の場合などでは、血管の走行を知っておくことが重要になります。

　あと、いくつか静脈穿刺のコツをお教えしましょう。

　①脱水状態は静脈穿刺を困難にします。そこで術前回診のときに飲水を勧めておきます。お茶や水、スポーツドリンクのように胃を速やかに通過する飲み物なら、全身麻酔であっても手術室入室2時間前まで飲んでも大丈夫です。②患者さんを緊張させないことと、手術室を暖かくしておくことも重要です。緊張や寒さは血管を収縮させます。③駆血の圧は、静脈の圧よりも高く、動脈よりも低くなければなりません。駆血部位よりも末梢に血液は供給されるけど中枢に戻らないから怒張するわけです。④上肢を手術台から下に垂らすことも、静脈を怒張させるには有効です。

やってはいけないこと

邦夫先生：逆にやってはいけないこともあります。それは穿刺した状態で、少し進めた外筒（カテーテル）に抜きかけた内針を戻すという行為です。つまり、穿刺針の先端が皮膚の中にあって見えない状態で、外筒中に内針を戻すような行為は禁忌です。これは外筒を損傷することにつながるからです（**図1.10** ①②）。

　また、穿刺前に外筒から内針がうまく抜けるかどうかを確認する人を時々見かけますが、この行為は不要です。この行為は30年以上前の、まだ穿刺針の品質が悪かった時代の名残です。

　それと、これはすべての手技に通じることですが、感覚を大切にしてください。静脈穿刺でも、導尿でも、胃管の挿入でも、硬膜外腔穿刺であっても、しっかり指先に感じながら手技を行うことが重要です。胃管挿入で、むやみに胃管を進めようとしている人を見かけることがありますが、これはよくありません。先端がどこにあるのか、その位置の抵抗としておかしくないかをしっかり認識しながら進めなければ上達しませんし、事故につながります。

　夏樹君と裕子さんは点滴をしたことがないので実感はわかないと思いますが、来週からはしっかり見学してもらうので、手順は覚えておいてください。それでは少し休憩した後に、麻酔の歴史についてお話しします。

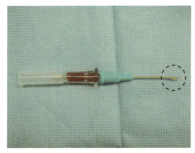

①全体

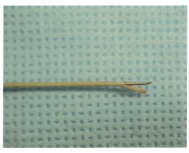

②針先の外筒の破損

図1.10　針の破損

夏樹：静脈の穿刺だけでも、勉強することが多くて大変だね。
裕子：でも邦夫先生が言ったように、点滴は基本手技だからしっかり勉強して身につけないといけないわね。

> **まとめ**
> 静脈穿刺は、患者さんの立場に立って、苦痛を少なく確実に行うことが大切です。ベテランの医師でもきちんとした理解に基づいてできている人が少ないので、単に真似をするのではなく、穿刺部位や穿刺針の選択などについても、その理由を理解して行いましょう。

麻酔科医控室

武志先生：今までは、あまり考えずに点滴をすることもあったけど、静脈穿刺１つでも、しっかり考えてやらないといけないんだよね。あとで解剖の教科書の血管のところを読み直そうっと。

幸子先生：私も勉強になったわ。これからはいろいろな先生の点滴の手技を見て、しっかり考えて、自分の手技を確立するようにしたいわ。

夏樹：先生方はもう２年間研修をしているのですよね。それでも静脈穿刺はそんなに難しいのですか？

武志先生：どの患者さんも難しいというわけではないけど、１割くらいは非常に難しい患者さんがいるよ。特に乳幼児や肥満患者さんは穿刺しやすい血管が少ないし、それに高齢者やステロイド薬を内服している患者さんでは血管がもろくて、気をつけないとすぐに突き破ってしまうんだ。それに一度失敗すると焦ってしまうし、一番穿刺しやすい静脈を失敗すると、難しい静脈しか残っていなかったりする。

裕子：点滴だけでも大変なんですね。

まめ知識 長時間フライトと深部静脈血栓症の危険

　近年、長時間フライトにより下肢の深部静脈に血栓を生じ、肺血栓塞栓症を引き起こす危険が指摘されています。椅子に座り窮屈な体位で動かないことにより下肢に溜まった血液によって血栓ができ、動いた拍子にその血栓が血流に乗って心臓を経て肺動脈で詰まります。

　この下肢の深部静脈血栓症ですが、実は飛行機よりも病院で発生しやすいのです。ベッド上で安静にしていると、下肢の血流が滞りやすくなります。また高齢の患者さんはトイレの回数を減らそうとして水分を控えたりします。脱水も進みやすく、血液自体も濃くなりがちです。そのため血栓ができやすくなります。さらに手術室で長時間手術を受ける場合には、その危険性が高まります。手術が終わって病棟へ戻った後、トイレなどに行こうとして倒れるということがあります。

　飛行機内での予防法としては、水分を十分にとることと、ときどき歩いたり膝や足首を屈伸して血流をよくすることです。水分摂取は、ただの水よりも電解質を含んだスポーツドリンクのほうが効果的です。

　入院した場合にも、可能であればこまめに歩くようにすることがお勧めです。また手術中は弾性ストッキングを使用したり、フットポンプという加圧器で間欠的に下肢を圧迫して血行をよくするようにします。最近では症例によって、血液の抗凝固剤である低分子ヘパリンの注射も行われています。

第2章

カンファレンスルーム❷

麻酔の
歴史

この章で学ぶPoint

痛みは人類にとって最も不快な感覚で、人類はその歴史が始まってから痛みを取り除く努力を続けてきました。しかし、実際に無痛で手術が行えるようになったのは、ごく最近のことです。
この章では、現代の麻酔の流れと手術を安全に行うために欠くことのできない重要な発明について学びましょう。

　休憩の後、手術部麻酔科のカンファレンス室に夏樹と裕子、武志先生、幸子先生の4人の姿があります。

　そこに邦夫先生が入ってきました。

邦夫先生：今から麻酔の歴史についてお話しします。退屈かもしれませんが、重要なことなのでしっかり勉強しましょう。夏樹君と裕子さんも聞いてください。

2.1 麻酔の歴史

　人類にとって痛みは最も不快な感覚です。そこで、なんとかこの痛みという感覚を除こうと人類は努力してきました。古代メソポタミア時代からケシの実は鎮痛に使用されていて、鎮痛にかかわるオピオイド受容体の「オピオイド」という語は、この鎮痛効果のあるケシの実の果汁を意味する「オピオン」に由来します。紀元前4世紀頃にはヒポクラテスが阿片や曼陀羅華を使用し、西暦200年頃の三国志の時代には華佗が麻沸散という麻酔薬を用いて外科手術を行っていたそうです。1700年代には、催眠術も使用されたという記録があります。華岡青洲は、約200年前の1804年に通仙散を用いて麻酔を行い、乳がんの手術を成功させました。

20

西洋では、「笑気」（亜酸化窒素、N_2O）が 1772 年に見出され、1795 年には鎮痛作用を有することがわかってきました。そして 1840 年頃から、笑気やエーテルを用いた抜歯や手術が行われるようになりました。1846 年 10 月 16 日にはアメリカのモートンがマサチューセッツ総合病院における公開手術で、患者にエーテルを吸入させて意識を消失させ、その間に外科医が腫瘍を切除することに成功しました。つまりエーテル麻酔を成功させたわけです。今から約 170 年前のこの日が「エーテルデイ」と呼ばれ、近代麻酔の始まった日とされています。成分の明らかな薬剤を使用して、公開で行ったという点からこれが近代麻酔の出発点と考えられているわけです。

このエーテル麻酔の成功の後、クロロホルム、トリクロロエチレン、シクロプロパンなどの吸入麻酔薬が相次いで登場しましたが、肝毒性や神経毒性および引火性のために使用されなくなりました。手術中に爆発して患者さんや外科医が亡くなるということがあったそうです。その後、ハロタン、メトキシフルラン、エンフルランが登場しましたが、それぞれ肝毒性、腎毒性、痙攣などの副作用により使用されなくなりました。1965 年にイソフルランとセボフルランが開発され、現在の吸入麻酔薬の主流として使用されています。最近では 1992 年に米国でデスフルランが初めて承認され、日本でも 2011 年から使用できるようになりました。君たちがこれから使用する吸入麻酔薬も、セボフルランとイソフルラン、デスフルランということになります。

まめ知識 吸入麻酔薬の始まり

笑気は、18 世紀後半に発見され、1795 年にイギリスのデービーによって麻酔作用があることが示されました。しかし、すぐに医療に利用されたのではなく、上流階級のパーティなどで酩酊して（ラリって）気持ちよくなるために使用されていました。医療に初めて利用したのは、アメリカの歯科医師ウェルズで、たまたまコネチカット州に笑気の興行が来たときに、笑気を吸入しているときにけがをしても痛がらない青年を見て、抜歯に応用したのです。これは歴史的には非常に価値のあることでした（後年、麻酔法の発見者として評価されています。）が、1844 年に行われた公開の場での抜歯には失敗してしまいました。笑気は麻酔作用が弱いために、患者によっては作用が不十分だったためです。

エーテルにも笑気のような麻酔作用があることを 19 世紀前半に初めて報告し

第2章●麻酔の歴史

たのは、意外なことに電磁誘導の研究で有名な科学者ファラデーです。その後、実際にエーテル麻酔が行われましたが、初めての全身麻酔として記録されたのは、アメリカのモートンが公開手術で成功した1846年の麻酔です。その9年後には、「麻酔」という言葉を作った杉田成卿によって、日本でもエーテル麻酔が行われました。

　クロロホルムは19世紀前半に発見され、1847年にフランスのフローレンスとフェグルによってその麻酔作用が見つかりました。同年、イギリスのシンプソンによって臨床使用されました。その対象の1つが無痛分娩でした。無痛分娩は聖書の教えに背くことだという考えもありましたが、1853年にはスノーがビクトリア女王に無痛分娩を施しました。このことによってイギリスにおける無痛分娩が認められ、麻酔科医の存在を確立させるのに役立ちました。

まめ知識　メトキシフルラン

　メトキシフルランは、生体内代謝率が高く、腎毒性が強いために使用されなくなった吸入麻酔薬です。しかし、オーストラリアやヨーロッパでは、このメトキシフルランが緊急時の鎮痛に用いられてきました。

　吸入麻酔薬による緩徐導入では意識消失後に興奮期という心拍数や脈拍が上昇したり、体動が生じたりする時期があります。その少し前のまだ意識を消失しない時期に、無痛期といわれる痛みを感じなくなる時期があります。外傷を負った時に、特殊な器具を用いてメトキシフルランを3 mL吸入させることでこの無痛期に至り、意識消失することなく30分程度の間鎮痛を得ることができます。ラグビーのような激しいスポーツや交通事故などで搬送される場合によく用いられています。

2.2　局所麻酔の歴史

　近代医学における局所麻酔の歴史は、やや遅れて始まります。というのも、局所麻酔法が注射器や注射針を必要としたからです。初めての静脈注射は、1656年にセントポール大聖堂を設計した建築家のレン卿によって行われました。また1667年にはイギリスのメジャーによって静脈内注射が行われましたが、ガチョウの羽の軸に豚の膀胱を付けた注射装置で、まだ実用にはほど遠いものでした。注射器が考案されたのが1853年のことです。ちなみにディスポーザブルの注射針が使用されるようになったのは、

22

2.2　局所麻酔の歴史

1960 年頃のことです。

　古代よりコカの葉は南米では鎮静目的に使用されていましたが、最初の局所麻酔薬であるコカインが抽出されたのは 1860 年のことです。コカインの局所麻酔作用が発見されたのが 1884 年のことで、最初は眼科手術に応用されました。初めて脊髄くも膜下麻酔（腰椎部で脊髄くも膜下に局所麻酔薬を投与して下半身の無痛を得る麻酔：p.162 参照）が行われたのは 1898 年で、硬膜外麻酔（胸椎もしくは腰椎部で、硬膜の外の硬膜外腔に局所麻酔薬を投与して、その分節の無痛を得る麻酔法：p.162 参照）が行われたのは 1901 年のことです。局所麻酔薬としてテトラカインが登場したのが 1930 年、その後、30 年程の間にわれわれが頻用するリドカインやカルボカイン、ブピバカインが登場しました。

まめ知識　針のない注射器

　無針注射器という、針のない注射器があります。これは一気に高い圧力をかけて皮内に薬液を注入する注射器です。

　針のない注射器では、注入時に皮膚に小さな孔が開いてそこから薬液が入ります。この孔はとても小さいのでほとんど痛みを感じません。また噴射の圧は高くても、実際に組織に及ぼす圧はとても低いので、これも痛みを感じさせません。ただし、残念なことに薬液が 100 µL 程しか注入できませんし、皮膚よりも深いところには薬液が届きません。そのためあまり普及していません。主にワクチン接種や表面麻酔などに用いられます。

まめ知識　古代の局所麻酔

　南米の遺跡から孔の開いた頭蓋骨が多数発見され、その骨断端に治癒のあとが認められたことから、紀元前から古代ペルー人が頭蓋穿孔術を行っていたと推察されています。その際、麻酔薬として用いられたと考えられているのがキニーネとコカインです。アカネ科の常緑木樹キナの樹皮に含まれるアルカロイドがキニーネで、コカノキ科の常緑低木樹のコカの葉に含まれるのがコカインです。このコカインを初めて局所麻酔に用いたのが眼科医ケラーです。彼は学位を得るため有名な精神科医フロイトの下で研究していましたが、1884 年にコカインを点眼して表面麻酔で白内障手術を行いました。

第2章●麻酔の歴史

Q&A 鎮痛と同様に外科手術に大切なものは？

邦夫先生：さてここで少し質問しましょう。麻酔科学の発展によって手術時の苦痛が取り除かれ、現在では、麻酔下にさまざまな外科手術が行われています。しかし、外科手術を安全に行うには麻酔だけでは不十分です。麻酔と同様に、外科手術の発展に欠かすことのできなかったものは何ですか？

武志先生：滅菌と消毒です。

邦夫先生：その通りです。オーストリアの産科医のゼンメルワイスは接触感染の可能性に気づき、1847年に産褥熱の予防法として次亜塩素酸カルシウムを使用した手洗いを提唱しました。消毒法および院内感染予防のさきがけとされましたが、学会では認められませんでした。ちょうどこの19世紀の半ば頃、フランスのパスツールが腐敗・滅菌・細菌増殖などに関する数々の業績を発表しました。パスツールの業績を背景に、イギリスのリスターがフェノールによる消毒を始め、次第に認められるようになりました。1876年にはドイツのコッホが炭疽菌の純粋培養に成功し、炭疽の病原体であることを証明しました。これにより病原微生物が感染症の原因であることが証明されたわけです。

また抗生物質であるペニシリンがイギリスのフレミングによって発見されたのは1929年のことです。1942年にペニシリンGが実用化され、第二次世界大戦では多くの負傷者を感染症から救いました。

まめ知識 歯みがきで菌血症になる

歯科で抜歯をすると、数時間ですが血液中に心内膜炎を引き起こすような細菌の数が有意に増加する菌血症になることが知られています。

抜歯ほどではありませんが、実は歯みがきも、一過性菌血症を引き起こします。歯みがきの仕方にもよりますが、不用意な歯みがきが心内膜炎を引き起こしているかもしれません。

24

2.3 輸液の歴史

　現在の全身麻酔に欠かせないものが輸液です。静脈にカテーテルを挿入して水分や電解質の補給を行うだけではなく、薬剤投与のルートとしても重要です。この輸液を初めて行ったのは、イギリスの医師ラッタで1831年のことです。外科手術のためではなく、コレラ患者に対して輸液療法を行いました。しかし、残念なことに消毒の概念が普及する前のことで輸液自体が滅菌されておらず、細菌感染による死亡者も多かったそうです。

　手術室や病棟でよく使用されるリンゲル液という輸液製剤の名称はリンガーというイギリスの研究者に由来します。19世紀後半のことです。リンガーは、たまたま機械の故障で蒸留水が使用できませんでした。そこで電解質に富む水道水を溶媒にして作った生理食塩水を用いてカエルの心臓で実験を行いました。そうすると蒸留水から作った生理食塩水よりもカエルの心臓が長く拍動を続けました。このことから、電解質の重要性が明らかにされ、リンゲル液の原点となりました。

　実際に効果のある輸液療法が開始されたのは1915年頃で、小児下痢症の死亡率を大幅に改善したという記録があります。乳酸ナトリウムを含むハルトマン液が考案されたのが1932年のことで、日本では1960年頃に電解質の濃度が異なるソリタT1号液からT4号液までが発売されました。

2.4 モニター装置の開発の歴史

邦夫先生：麻酔による苦痛の除去と、消毒滅菌や抗生物質による感染予防は外科手術に必須の条件です。また静脈路確保と輸液も欠かせません。さらに現在の外科手術を安全に管理するために必須なものがあります。それが何かわかりますか。

幸子先生：心電計や血圧計のようなモニターですか。

邦夫先生：その通りです。麻酔がかかって意識消失している手術中の患者さんの状態をきちんとモニターできなければ、安全な麻酔は行えません。特に心電計、血圧計、経皮的にヘモグロビンの酸素飽和度を測定

第2章●麻酔の歴史

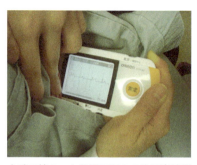

右手で持ち、左乳頭の下方の肌に直接電極を当てている。
図2.1　小型携帯心電計

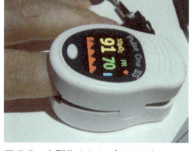

図2.2　小型化されたパルスオキシメーター（オムロン社製）

するパルスオキシメーターは、3種の神器とも言えるほど重要です。

心電計については、オランダのアイントホーフェンが心臓の動きに伴う微量電流を初めて測定したのは1903年のことです。この時点ですでにP波、Q波、R波、S波、T波の存在が示され、縦軸については1 mVが10 mmとなるように、また横軸については1秒が25 mmとなるように記録することが決められています（p.42まめ知識参照）。心電計自体もその後の電気技術の発展によって急速に進化し、最近では片手に収まるほど小型の携帯心電計も登場しています（**図2.1**）。

世界最初の**血圧測定**は、18世紀の初頭にイギリスのヘールズによって行われましたが、それは馬の頸動脈に細いガラス管を差し込んで、そのガラス管の中をどれほど血液が高く上がるかを見るというものでした。非観血的血圧測定法＊は、1896年にイタリアのリバロッチがカフ（マンシュット）を腕に巻いて脈拍触診により血圧を測定する方法を開発しました。さらに1905年にはロシアのコロトコフによって、現在も利用されているコロトコフ音を聴診するという方法が開発されました。しかし、この方法を器械によって自動化することは困難で、1980年以降になって初めて振動法を用いた自動血圧計が登場するよ

＊**非観血的血圧測定法**：それまでの、カテーテルを挿入するなどして直接動脈内圧を測定する方法（観血的血圧測定法）と異なり、傷をつけることなく血圧を測定する方法です。

うになりました。日本でも1990年くらいまでは麻酔中もコロトコフ法で測定していました。

パルスオキシメーターはプローブを指先などに装着するだけで、経皮的に動脈血酸素飽和度*を評価できる器械で、1974年に日本人の青柳卓雄博士によって発明されました。しかし、青柳氏と所属の日本光電は、日本の特許は取りましたが、試作品を作ったままでその後は開発から完全に手を引いてしまいました。同時期に、ミノルタが同じアイディアで特許を申請しました。日本の特許は取れませんでしたが、海外の特許は獲得できたので日本光電から特許を買って製品化しました。この有用性に気付いたスタンフォード大学の麻酔科医ニューがネルコア社を設立し、装置の改良を進め、パルスオキシメーターを広く販売しました。現在では世界中で使用されています（**図 2.2**）。

また、**カプノメーター**の開発も重要です。この器械は二酸化炭素による赤外線吸収により二酸化炭素分圧を表示しますが、単に呼気二酸化炭素分圧の正常異常を判断するだけではありません。カプノグラフィーは二酸化炭素分圧を持続してモニターすることです。その波形パターンからも呼吸状態を評価することができます。このカプノメーターの臨床使用が始まったのは1981年のことで、私が麻酔科研修を初めて受けた当時には、限られた手術室でしか使用できませんでした。

このようにわれわれが当たり前のように利用している自動血圧計やパルスオキシメーター、カプノメーターなどが登場したのは、割合に最近のことなのです。

武志先生：邦夫先生が麻酔科研修を始めた頃は、どのような状況でしたか？

邦夫先生：私が研修を受けたのはT大学病院で、1995年頃です。当時の麻酔薬は、ほとんどが吸入麻酔薬で、セボフルランとイソフルランだけではなく、ハロタンとエンフルランも使用できました。

覚醒している患者さんに麻酔薬を投与して手術ができる状態にする

＊**動脈血酸素飽和度（SaO$_2$）**：動脈で酸素と結合しているヘモグロビンの割合のこと。正常では動脈血中の98〜99%のヘモグロビンが酸素と結合しています。パルスオキシメーターで測定した経皮的動脈血酸素飽和度はSpO$_2$と表記します。

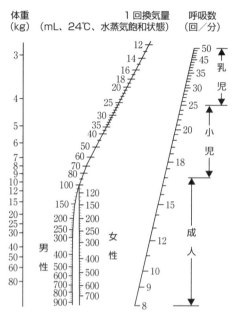

図 2.3　ラドフォードのノモグラム
患者さんの体重と 1 回換気量を結んだ線を延ばすと、呼吸数を決めることができます。

ことを「（麻酔）導入」、また手術可能な状態に保つことを「（麻酔）維持」といいますが、静脈麻酔薬の超短時間バルビツレートのチオペンタールと、筋弛緩薬のベクロニウムかスキサメトニウムで麻酔を導入して、吸入麻酔薬で維持するというのが一般的でした。

　麻薬性鎮痛薬のフェンタニルはありましたが、レミフェンタニルはまだありません。静脈麻酔薬のプロポフォールは使用できるようになったばかりで、効果の判断がうまくできなくて難しい薬剤だと感じたことをまだ覚えています。呼気の二酸化炭素濃度を測定するカプノメーターはすべての手術室には配備されていなかったので、短時間の手術で血液ガス分析をしていないときは体重あたりで換気量を決めていました。体重と換気量から呼吸数を設定するために、1950 年代にラドフォードが作成した「ラドフォードのノモグラム」というグラフがありましたが（**図 2.3**）、あまり利用してはいませんでした。硬膜

外麻酔や脊髄くも膜下麻酔は、当時としてはよく行っていました。

夏樹：裕子ちゃん、麻酔でも歴史は大切だね。いろいろなことがあって現在のように医学が発展してきたんだね。でも薬の名前がよくわからないから疲れたよ。今日はまだ講義があるのかな。

裕子：高校生のとき歴史は結構好きな科目だったけど、今日は初めてのことばかりで、私も疲れちゃったわ。薬の名前や特徴は早く覚えないといけないわね。

まとめ　手術には、不安や恐怖のような精神的ストレスに加えて、痛みという肉体的ストレスがつきものです。麻酔科学は、このようなストレスを除去または軽減させ、手術を安全に行うために発展してきました。また、手術を安全に行うために、消毒や抗生物質などによる感染予防が必要でした。より安全に全身管理するためには、輸液やモニタリングなどの技術の進歩も欠かすことはできません。

麻酔科医控室

武志先生：ところで幸子さんは後期研修でどうして麻酔科を選んだの？

幸子先生：外科や内科は担当する患者さんの状態が悪くなると、付きっきりになって、病院から帰れなくなるでしょう。それって、子育てとかのことを考えるとちょっと大変かなと思って。結婚して子どもができると、仕事が続けられなくて結局やめてしまう女医って多いのよね。麻酔科だと、呼吸や循環についてしっかり学べるし、それでいて、自分の担当症例の麻酔が終わって病棟へ患者さんを帰したら、一応仕事が終わりになるから、結婚や子育てのことなんかを考えたら麻酔科っていいなあと思っていたの。それにもともと麻酔科学という学問自体が面白いと思っていたから。

武志先生：確かに女性にはいいかもしれないね。うちの麻酔科も女性の先生が多いしね。

幸子先生：武志君はどうして麻酔科を選んだの？

29

武志先生：最初は救急や集中治療を考えていたんだけど、それには麻酔をしっかり勉強してからのほうがいいかなあと思ったんだ。
　気管挿管のような技術や手術中の全身管理は、救急や集中治療をやるのに重要だから。それにいろいろな外科手術を見られるのも勉強になるよね。

第3章

麻酔管理❶

術前回診

この章で学ぶ Point

麻酔の一般的な流れは、①麻酔科医の術前回診で始まり、②手術当日の患者さん搬入前の麻酔準備、③手術室に搬入された患者さんに対しての麻酔導入、④手術中の麻酔維持、⑤手術終了後の麻酔覚醒、⑥病棟への術後回診で終了します。一人前の麻酔科医は一人で病棟に行きますが、研修医は指導医と一緒に行くか、もしくは一人で行った後に指導医に報告して確認してもらいます。この章では、手術前日の術前回診について勉強しましょう。

　夏樹と裕子、幸子先生の3人は白衣を着て、邦夫先生といっしょに整形外科病棟にやって来ました。来週月曜日に予定されている手術患者さんの術前回診のためです。

3.1 術前回診では何をするのか

邦夫先生：それでは幸子先生、術前回診で重要なことは何ですか？　概要を説明してください。

術前回診のポイント

幸子先生

　まず、術前の患者さんの状態を確認し、正確に把握します。

①事前に「**麻酔申し込み書**」を見て、患者さんの病名や手術内容、術前検査の内容をチェックしておきます。

②その後、実際に病棟に行き、患者さんからお話を伺って、今までどのような疾患にかかったかという既往歴、現在の症状や最近の体調、薬の内服状況などを聞きます（**問診**）。

③診察を進めて、気道確保に関する診察（気管挿管が困難かどうかの予測）などを行います。また、外科担当医と手術の部位、体位、手順などについ

31

第3章●術前回診

ても確認をしておきます。

④麻酔計画を立てます。

⑤麻酔についての説明を患者さんにして、麻酔の同意書に署名をいただきます。薬を内服している患者さんに対しては、術前や当日の内服の指示をします。また、術前の絶飲食の指示も出します（病棟の看護師にも伝えます）。そして一番大切なことは、患者さんの不安を取り除き、信頼を得ることです。

邦夫先生：そうですね。それが最も重要です。では、具体的にもう少し詳しく確認していきましょう。

3.2 麻酔申し込み内容の確認

邦夫先生：一番最初に、担当医から手術にあたって電子カルテ上で麻酔申し込みが行われます。これには患者さんのプロフィール（氏名、性別、年齢、身長、体重、血液型、嗜好）や病名と現症、手術名、既往、術前検査の結果などが記載されています（**図3.1**）。幸子先生、今回の患者さんはどのような人ですか？

幸子先生：高橋一郎さん、47歳の男性です。身長は175 cm、体重は88 kgです。半年前に事故で右上腕骨を骨折して、今回はそのときの骨折部分の固定プレートの除去を全身麻酔下で行います。

邦夫先生：手術自体は前回の切開線に沿って切開して、プレートを取り出すだけですね？

幸子先生：はい、そうです。

A. 肥満度のチェック

邦夫先生：身長と体重をみると、この患者さんは少し太っているようですね。肥満は、麻酔の危険因子の1つなので、肥満度のチェックは重要です。まず、肥満の程度を評価するために、BMI*（Body Mass

---

＊BMI：肥満度の指標として用いられる数値で、身長と体重から求めます。計算の仕方は、体重（kg）÷身長の二乗（m²）です。日本では、25以上を肥満とし、1～4度の4段階に分けています。また35以上（肥満度3～4）を高度肥満と定義しています。BMIの理想値は22です。

32

本章のヘッダー: 3.2 麻酔申し込み内容の確認

麻酔申し込み用紙

手術申込時に手術部受付まで1枚目をお送り下さい。

科　患者名　　　　　男・女　　才

登録番号

氏　　名

生年月日　　　　　　　　性別

発行日

身長　　cm　体重　　kg　血圧　　／

希望手術日　　月　日　曜　時　分

心電図所見：

術前診断
予定手術
所要時間　　　　時間　　　　　分
希望麻酔　　　　　体位

検査日　　　　月　　　　日
　RBC　　　Ht　　　％　Hb　　　g/dℓ
　Plt　　　WBC　　　　CRP
出血時間　　　　分（IVY法）
PT　　　秒　　　　コントロール　　　秒
APTT　　　秒　　　　コントロール　　　秒

血液型　　　型　Wa（　）　　HBs（　）
Rh（　）　他感染症（　　　）

検査日　　　　月　　　　日
　TP　　　　　CHE　　　　LDII
　GLU　　　　ALB　　　　CPK
　ALP　　　　GPT　　　　CRN
　γ-GTP　　　GOT　　　　BUN

確保血液量	保存血　　P　新鮮血　　P
	赤　濃　　P　FFP　　P
	自己血　　P

血清　Na　　　K　　　Cl　　　Ca
尿　比重　　　pH　　　糖　　　mg/dℓ
　　蛋白　　　mg/dℓ　アセトン　　mg/dℓ

一般状態　　　良・やや良・不良

PSP（15分）　　　％　　（120分）　　　％
〈必要なら〉ICG（15分）　　　％
　　　CRNクリアランス　　　mℓ/min

〈現病歴〉

検査日　　月　　日　動脈血ガス　　月　　日
　　　　　　　　　　pH
肺活量　　　mℓ　PaO₂　　　mmHg
％肺活量　　　％　PaCO₂　　　mmHg
1秒量　　　mℓ　HCO₃⁻　　　mEq/ℓ
1秒率　　　％　BE　　　mEq/ℓ

〈薬物使用歴〉ジギタリス・ステロイド・降圧剤
○で囲んで　利尿剤・抗凝固剤・抗けいれん剤
下さい　　β遮断剤・甲状腺ホルモン剤
　　　　向精神薬・糖尿病薬・その他
〈現在使用中の主な内服薬と点滴〉

胸部X線所見　　　その他検査結果および
　　　　　　　　麻酔科への連絡事項

（　月　日）

既往歴－喘息・高血圧・糖尿病・肺・心・肝・腎
　　内分泌・脳血管・精神・神経筋疾患
　　アレルギー（　　　　　　）・その他

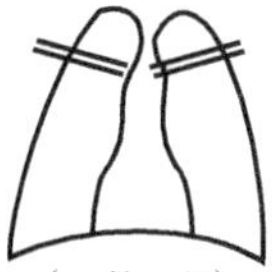

手術歴（特に当院での手術は日付も正確にお願い
します）

嗜好　酒量　　／日　タバコ　　本/日

提出医師名

（以前はこのような紙媒体の麻酔申し込み書が一般的だった）

図3.1　紙媒体の麻酔申し込み書（例）

第3章●術前回診

Index）を算出しましょう。

幸子先生：BMI は 28.7 です。（88 ÷ 1.75^2 ≒ 28.7）

邦夫先生：1 度の肥満ですね。

幸子先生：この患者さんの体重は 88 kg ですが、この患者さんの身長から算出した理想体重*は 67 kg になります。

Pick up 肥満患者の問題点

●循環

　肥満の患者さんは、体重が多いので循環血液量も多くなります。つまり心臓はより多くの血液を拍出しなければならず、常に心血管系に負担がかかっています。そのため心筋が肥大することもあります。高血圧にもなりやすく、もちろん動脈硬化症にもなりやすいわけです。そして麻酔管理中は循環動態が不安定になりやすく、血圧が変動したり、不整脈が生じたりしやすいのです。

●呼吸

　肥満の患者さんは、首まわりのお肉も多く、よくいびきをかきます。そのためマスクで換気していると、気道確保が困難になることがあります。

　全身麻酔では口または鼻からチューブを挿入し、気管まで進めて留置します。これを気管挿管といいます。そのチューブを通じて陽圧をかけて酸素や吸入麻酔薬を送り込んで換気します。これを陽圧換気といいますが、普通の体格の人でも、仰向けで全身麻酔されているときは腹圧によって横隔膜が押されるため、肺の一部がつぶされてしまいます。つまり肺胞がつぶされて血液が素通りするだけになり、酸素の取り込みが悪くなります（**図3.2**）。太っているということは、おなかが大きくなります。仰臥位（仰向け）ではより強い腹圧によって横隔膜が押されるため通常よりもさらに肺がつぶされて、機能的残気量（息を吐いたときの肺の容量）が低下します。そのため肺の中の酸素の残量が少なくなり、麻酔導入中などに換気がうまくできないと、速やかに低酸素血症を来すことになります。

＊理想体重：身長（m）×身長（m）× 22。高橋さんの場合は、1.75 × 1.75 × 22 ≒ 67.4 → 67（kg）

34

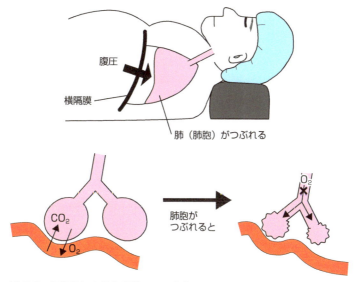

図 3.2 無気肺による生理的シャント*
肺胞がつぶれると、酸素が肺胞まで流入しないため血液は酸素を受け取ることができないまま、心臓（左房）に戻ることになります。

● **代謝（内分泌）**

また、栄養摂取過多であることが多いため、高脂血症、糖尿病にも注意が必要になります。この他、単純な肥満ではなく、代謝異常や内分泌疾患による症候性肥満もあります。このような症例では、背景となっている病態について理解が必要です。

B. 血液検査

次にチェックすべき項目は血液検査の値です（**図 3.3**）。血液検査には各臓器の機能の評価や血清電解質のチェックに役立つ生化学検査、血球の数などの血液の状態が評価できる血球算定検査（血算）、血液の固まりやすさを評価する凝固系検査などがあります。

＊**生理的シャント**：臓器やその組織の一部が機能を低下させたとき、その部位を流れる血流は、単に動脈から静脈に流れるだけで機能には関与しなくなります。このような状態を生理的シャント（生理的短絡血流）と呼びます。無気肺による生理的シャントでは、肺動脈血が肺胞からの酸素の受け取りと二酸化炭素の受け渡しがされないまま心臓（左房）に戻ることになります。

第3章●術前回診

患者：高橋一郎

検査項目名称	基準値			単位	2010/ /
総蛋白	6.7 ~		8.3	g／dL	7.6
アルブミン	4.0 ~		5.0	g／dL	4.7
尿素窒素	8 ~		22	mg／dL	19
クレアチニン	0.40 ~		0.70	mg／dL	0.53
尿酸	2.3 ~		7.0	mg／dL	6.5
カルシウム	8.7 ~		10.3	mg／dL	9.2
無機リン	2.5 ~		4.7	mg／dL	3.4
総ビリルビン	0.3 ~		1.2	mg／dL	1.0
直接ビリルビン	0.0 ~		0.3	mg／dL	0.2
AST	13 ~		33	U／L	30
ALT	6 ~		30	U／L	25
ALP	115 ~		359	U／L	180
γ－GTP	10 ~		47	U／L	92
総コレステロール	128 ~		219	mg／dL	242
中性脂肪	30 ~		149	mg／dL	163
グルコース	69 ~		109	mg／dL	95
ナトリウム	138 ~		146	mmol／L	144
カリウム	3.6 ~		4.9	mmol／L	4.2
クロール	99 ~		109	mmol／L	107
血清鉄	60 ~		170	μg／dL	128
不飽和鉄結合能	130 ~		370	μg／dL	206
LDH（L）	119 ~		229	U／L	136
☆乳濁					(-)
☆溶血					(-)
☆A／G比					1.62
HCV抗体					
HCVAb					(-)
HCVAb定量	1.0 ~		＞	COI	0.1
HBs抗原					
HBsAg					(-)
HBsAg定量	1.0 ~		＞	COI	0.1
抗HBs抗体					
HBsAb					(-)
HBsAb定量	5.0 ~		＞	mU／mL	0.1未満
CBC：血球計数のみ					
白血球数	3.50 ~		9.00	10＾3／μL	5.21
赤血球数	3.85 ~		4.65	10＾6／μL	4.38
ヘモグロビン量	12.0 ~		16.0	g／dL	15.2
ヘマトクリット値	34.0 ~		45.0	%	39.4
☆MCV	82.0 ~		95.0	fL	90.0
☆MCH	28.0 ~		35.0	pg	30.6
☆MCHC	29.0 ~		36.0	%	34.0
血小板数	140 ~		440	10＾3／μL	195
MPV1					9.7
血液像					
NEUT	40.0 ~		70.0		61.2
LYMP	18.0 ~		53.0		28.2
MONO	2.0 ~		12.0		5.8
EOS	1.0 ~		4.0		3.5
BASO	0.0 ~		1.0		0.6
推算糸球体濾過量					103

図3.3　高橋一郎さんの血液検査結果

邦夫先生：幸子先生、この患者さんの血液検査で異常はありましたか？

幸子先生：生化学検査で、γ-GTP が 92 と上昇しています。毎日晩酌をしているようなので、その影響だと思います。あと、コレステロールと中性脂肪が高くなっています。他には異常はありません。電解質や血算も正常範囲です。

邦夫先生：夏樹君と裕子さん、血液検査について簡単に理解しておきましょう。幸子先生、まず血液生化学検査について、説明していただけますか？

血液生化学検査で注意すべき項目

①**肝機能**：肝細胞が壊れたときに出てくる逸脱酵素の AST（GOT）や ALT（GPT）、γ-GTP の値が増加していないかどうかを確認します。

邦夫先生の補足
肝臓の役割には、血清中のアルブミンや凝固因子などの合成、体内の有害物質の代謝、ブドウ糖などの栄養素の管理、胆汁の分泌などがあります。

肝臓は、いろいろなタンパク質や酵素の合成をしています。その合成能の指標として、アルブミンやコリンエステラーゼ（ChE）の値が低下していないかを確認します。

その他、ビリルビン値が上昇していないか確認します。ビリルビンは、ヘモグロビンなどに含まれるヘムの生分解産物で、赤褐色の胆汁色素です。肝臓でグルクロン酸抱合を受け、水溶性の直接ビリルビンになり、胆汁として胆道から排泄されるので、肝機能が低下すると値が上昇します。

②**血糖値**：空腹時の血糖値（FBS）が 110 mg/dL よりも上昇していると、糖尿病を疑って検査を追加する必要があります。

③**腎機能**：腎機能が低下していると血中の尿素の量を示す血中尿素窒素（BUN）や筋肉にあるクレアチンリン酸の代謝産物であるクレアチニン（CRN）が排泄されずに増加してきます。

④この他に、心筋梗塞で心筋が壊れると、筋肉に多く含まれるクレアチンキナーゼ（CK）値が上昇します。また LDH や CK が同時に上昇している場合には甲状腺機能低下なども疑います。

第3章●術前回診

⑤さらに電解質にも異常がないことを確認します。

まず、これらの異常がないかどうかを十分に検討して、患者さんへの問診の際の参考にします。

Pick up 小児の術前検査のポイント

　小児では、身体が作られているのでリンやカルシウムがやや高値を示したり、ALPが高値を示すことがあります。逆に筋肉量は少ないためにクレアチニンなどは低値を示します。

邦夫先生：その他、血算すなわち血球算定検査は、赤血球や白血球、血小板の数や性状を評価する検査です。手術によっては出血も多くなるので、貧血の有無や血小板数を十分に確認しておくことが大切です。このほかに、血液の凝固系検査も重要です。

夏樹：検査値のチェックだけでも覚えることがたくさんあって大変ですね。

裕子：こんなにたくさん覚えられるかしら。

邦夫先生：これからいろいろな授業でも勉強するから大丈夫ですよ。今回は麻酔科医の仕事の流れをよく学んでください。

C. 呼吸機能検査

邦夫先生：呼吸機能検査の結果はどうですか。

幸子先生：検査値自体は正常範囲内ですが、20歳から26年の間、煙草を毎日約20本吸っています。昨日入院したときに、禁煙についてお話しして、そのときからは止めてもらっています。

夏樹：煙草を吸っていると、麻酔にも影響するのですか？

邦夫先生：若い患者さんでは、通常あまり大きな問題にはならないのですが、喫煙は呼吸機能を低下させるし、喀痰も多くなるので術後に呼吸器合併症を生じる可能性が高くなります。この患者さんの場合は肥満もあるので、注意が必要です。

　特に高齢の患者さんでは喫煙歴も長くなるので、呼吸機能が低下していることが多く、呼吸機能検査と合わせて評価しておくことが大切です。それと手術前の数日間禁煙してもらえるだけで喀痰の量はあま

り変わらなくても、ヘモグロビンによる酸素運搬能は改善されるので、回診時にしっかりと禁煙を指導する必要があります。

幸子先生、患者さんの胸部 X 線写真はどうですか（**図 3.4**、**図 3.5**）。

幸子先生：気管と主気管支の形状、左右の肺野、心臓と大動脈にも問題ありません。心胸郭比は 45％で、肋骨横隔膜角も鋭角です。

邦夫先生：夏樹君と裕子さん、胸部 X 線写真では、気管および主気管支を確認し、心胸郭比をチェックします。さらに肺野に異常陰影がないかどうか確認します。

　心胸郭比は、簡便に心臓の拡大の程度を胸部 X 線写真から評価する指標で、胸郭の幅に対する心臓の幅の比で表します。正常値は 35 〜 50％です。心肥大があると値が大きくなります。肋骨横隔膜角は、胸腔の外側の線と横隔膜によって作られる角のことで、通常は鋭角です。しかし、胸水が溜まったり癒着があると鈍角になります。

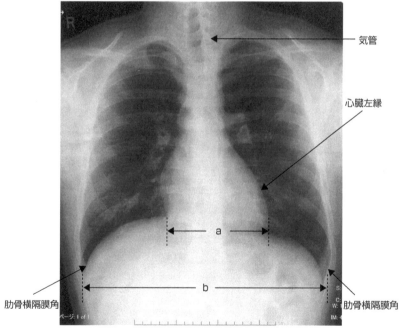

　胸部 X 線写真は、通常立位で、深呼吸時に正面から撮影されています。気体が多いと黒く写り、液体や固体は白く写ります。心胸郭比＝ a/b × 100（％）。
図 3.4　胸部 X 線写真

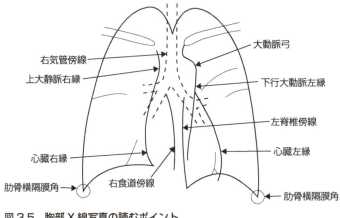

図3.5 胸部X線写真の読むポイント

Pick up 胸部X線写真の読み方（図3.5）

　成人の場合、鎖骨と第4後部肋骨が重なるように撮影されることが多く、横隔膜の高さは第10肋骨付近にあります。通常は、右の横隔膜（向かって左側）が左の横隔膜よりやや高い位置にあります。また、心臓の幅が胸郭の幅の35～50％になります（心胸郭比）。起き上がることができない患者さんでは、仰臥位で撮影しますが、横隔膜の位置が高くなり、心臓の幅も大きく写ります。

　大動脈弓の石灰化もX線写真である程度確認できます。

　気管の形態ですが、甲状腺腫瘍では気管が偏位していることもあります。成人では第4～第5胸椎の高さで気管が左右の気管支に分岐しますが、左の主気管支のほうが大きな角度で分かれます。

　長期にわたる喫煙歴がある慢性閉塞性肺障害患者さんでは、横隔膜の位置がより低くなり含気が多くなるため、肺野がより黒く写ります。また肋骨横隔膜角が鈍な症例では、炎症後の瘢痕や胸水貯留などの可能性があります。

　女性や肥満がある患者さんでは、乳房や脂肪組織によってその部位がやや白く写ります。乳幼児では胸腺が大きく写ります。

　小児や障害者では指示に従えないため身体が曲がっていたり、呼気時や

十分に吸気できていない時に撮影されることがあります。呼気時に撮影された場合、肺野が吸気時より白く写るために、肺炎などと間違えやすいので注意します。

D. 心電図

邦夫先生：幸子先生、心電図（**図 3.6**）はどうですか？
幸子先生：異常はありません。
邦夫先生：夏樹君と裕子さん、心電図では、心臓の軸偏位や不整脈の有無を確認します。心筋への血流が減少して心筋が酸素不足状態になる虚血性心疾患や、心筋症を示唆するような ST 部分や T 波の異常に気をつけます（**図 3.7**）。心電図で気になる所見があれば、問診で症状を細かく尋ね、循環器内科の先生に相談します。

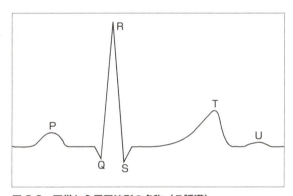

図 3.6　正常な心電図波形の名称（II 誘導）

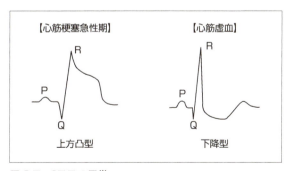

図 3.7　ST-T の異常

> **まめ知識　心電図の始まり**
>
> オランダのアイントホーフェンが心電図を初めて記録したときには、**図1**のように食塩水の入ったバケツに手足を入れて記録していました。彼の論文では、すでにP波、Q波、R波、S波、T波という名前がつけられ、また1秒間が25 mmに相当するように記録することや1 mVを高さ10 mm相当で表示することが決められました（**図2**）。この基準は現在も使用されています。アイントホーフェンは、1924年にノーベル生理学・医学賞を受賞しています。
>
>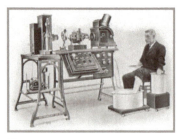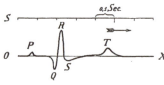
>
> 図1　　　　　　　　　　　図2

> **まめ知識　心電図フィルター**
>
> 生体モニターの心電図は、手術操作や電気メスなどによるアーティファクトと呼ばれる波形の乱れを抑えるために、フィルターという加工がされています。これにより、心電図の周波数で、乱れの原因になる一定の範囲よりも長い周波数や短い周波数がカットされます。成人ではあまり問題になりませんが、心拍数の多い小児の症例では、このフィルターによってR波が低く表示されることがあります。そのため頻脈のときにT波が増高したように見えて、血清カリウム値が高値になっているのではないかと慌てることがあります。
>
> 心電図は適宜記録をとって、きちんと評価しましょう。もちろん多くの生体モニターはフィルターなしの診断用モードでも使用できるので、確認するようにしましょう。

邦夫先生：最近では電子カルテの普及によって、病棟に行かなくても心電図やX線写真を確認できるようになってきました。昔は術前回診に病棟へ行っても、担当医が持っていってしまっていて、カルテ自体が見つからないということもよくありましたけどね。

詳細解説 ▶ 麻酔科医の心電図の見方

麻酔科医にとって心電図は2つの意味で重要です。

1つは術前に心電図を見て、その情報と既往症や症状とあわせて麻酔に対するリスクを評価し、どのような麻酔を行うかを決めるためです。もう1つは、術中に心電図をモニターすることで、麻酔中に発生した異常を速やかに発見して治療するためです。

術前の心電図で異常があれば、循環器内科医に診てもらいます。運動負荷を加えた状態での心電図の評価や、24時間ホルター心電図の評価も患者さんの心臓の状態を評価するのに有用です。

心臓の動き、つまり心筋の収縮は、電気信号の伝わりによって効率よく血液を拍出できるように統合されています。その電気信号は右房にある洞房結節でつくられ、心房を収縮させ、房室結節に伝わり、左右脚からプルキンエ線維を経て心室の隅々に伝えられて心室を収縮させます（**図1**）。

この電気信号の伝わりを体表面から記録したものが心電図です。基本的には9個の電極（装着する電極はボディアースを含めて10個）より記録した標準12誘導心電図を用いて評価します（**図2、表1、表2**）。これは、情報量が多く術前の検査には有用ですが、配線が煩雑となるため、長時間の観察が必要な手術中の評価には不向きです。手術中は12誘導中からいくつかの誘導を抜き出し、長時間観察できるモニター心電図を用います。

標準12誘導法の各誘導は、双極（標準）肢誘導と単極肢誘導および単極胸部誘導に分けられます。双極肢誘導は2つの電極の間での電位の変化を表示し、右手、左手、左足の電極間の電位差を記録します（Ⅰ誘導：右手→左手、Ⅱ誘導：右手→左足、Ⅲ誘導：左手→左足、**図3**）。その他は単極誘導で、近づいてくる電気信号をプラス、遠ざかっていく電気信号をマイナスに表示します。どちらの誘導も基本波形は、P波（心房の興奮）、QRS波（心室の興奮）、T波（心室の弛緩）ですが、誘導によって、それぞれの波形がよく見える誘導とそうでない誘導があり、また個人差もあります。

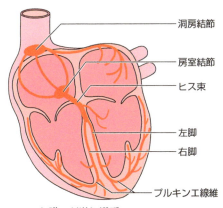

図1　心臓の刺激伝導系

第3章●術前回診

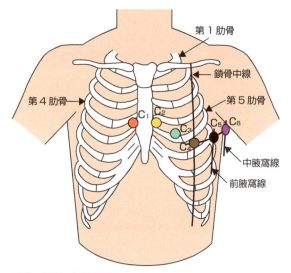

図2　電極の装着位置

表1　四肢および胸部電極の位置、識別記号

電極	識別記号	装着位置	誘導名
四肢	R L F NまたはRF	右手 左手 左足 右足（中性）	—
胸部	C1 C2 C3 C4 C5 C6	第4肋間胸骨右縁 第4肋間胸骨左縁 C2とC4を結ぶ線上の中点 第五肋間と左鎖骨中央線の交点 左前腋窩線上のC4と同じ高さ 左中腋窩線上のC4と同じ高さ	V_1 V_2 V_3 V_4 V_5 V_6

表2　標準12誘導心電図の誘導名と記号

誘導名	各誘導につけられている記号と電極	記号の数
標準（双極）肢誘導	Ⅰ（R→L）、Ⅱ（R→F）、Ⅲ（L→F）	3
単極肢誘導	aV_R（R）、aV_L（L）、aV_F（F）	3
単極胸部誘導	V_1（C_1）、V_2（C_2）、V_3（C_3）、V_4（C_4）、V_5（C_5）、V_6（C_6）	6

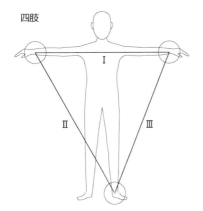

図3 双極肢誘導

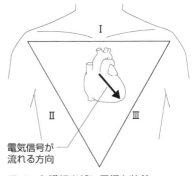

電気信号が
流れる方向

図4 心臓相当部に電極を装着

麻酔中の心電図は右手、左手、左足に相当するように、心臓相当部の右上、左上、左下に電極装着します（**図4**）。これは右手、左手、左足に装着すると、手術部位がその中に含まれてしまう場合があり、手術によるアーティファクト（人工的なノイズ）という波形の乱れが生じて正しく評価できなくなるためです。

通常、麻酔中はモニター画面上にII誘導を表示します。というのは、電気信号は洞房結節のある右心房（心臓の右上）から心室（心臓の左下）に伝わります。その電気信号の方向に近いのがII誘導で、心電図波形を最も観察しやすいのです。特にP波は小さいため評価しにくく、これを最も観察しやすいのがII誘導だからです。心疾患のある症例では、肢誘導の3つの電極に加えて、胸部誘導をモニターすることもあります。この場合、左室の評価に適したV_{4-5}誘導に相当する部位に電極を装着します。

● 術前の心電図の評価

標準12誘導心電図は、誘導が多い分、情報量は多いのですが、一般に10秒前後を安静時に記録するだけであり、身体に負荷がかかった状態の心臓の評価にはなりません。

標準12誘導心電図で評価できる心疾患は、脈の異常（狭義の不整脈）、刺激伝導系の異常（各種ブロックなど）、心筋の異常（心室肥大や陳旧性心筋梗塞）、心筋循環の異常（虚血性心疾患）、心臓を取り巻く環境の異常（ナトリウムやカリウムなど、電解質の異常）などです。詳細は心電図の本で勉強する必要があります。

診断の手順としては、最初に、最も大きな波であるR波に注目します。このR波が規則的かどうかを確認します。次にP波がそれぞれのR波の前にあるかどうかを確認します。R波が不規則な場合には、P波との関係をみて、不整脈の原因を診断します。次いでI、aV_F誘導のR波の大きさを比較して電気信号全体の向き（前額面における心臓電気軸の方向）が正常範囲にあるかどうかを確認します。左軸偏位や右軸偏位があると、電気信号の伝導や解剖学的構造に問題がある可能性があります。次いで、P波の始まりの部分からQ波の始まりの部分までが0.2秒以下であること、QRS波の幅が0.12

秒未満であることを確認します。これらの延長は房室結節以下の伝導障害を示します。次に異常 Q 波の有無を確認します。0.04 秒以上の幅で、R 波の 1/3 〜 1/4 の深さがあり、冠動脈の分布領域に一致した誘導（たとえば、右冠動脈は左心室の下壁に分布し、対応する誘導はⅡ、Ⅲ、aV$_F$ 誘導）に異常があれば、陳旧性心筋梗塞を考えます。胸部誘導では、V$_1$ の S 波の大きさと V$_5$ の R 波の大きさを合わせて 3.5 mV 以下であることを確認します。35 歳以上では、これより大きいと左室肥大の可能性があります。V$_{1-6}$ の各誘導で ST 部分の低下や上昇がないこと、V$_{4-6}$ で T 波が上向きにあることを確認します。ST 部分の低下や上昇、下向きの T 波は心筋虚血や心筋症の可能性があります。

　術前の心電図評価で、細かな心電図異常をすべて事細かに評価する必要はありません。重要なことは、異常や疑わしい所見があれば、循環器内科医に相談して、問題点を確認しておくことです。

●麻酔中の心電図の評価

　電極を装着したら、まずⅡ誘導で波形の状態を確認します。このとき P 波がきちんと観察できること、QRS 波や T 波もはっきりと確認できることが大切です。場合によってはそれぞれの波形が確認しやすいように、Ⅰ誘導やⅢ誘導に変えることもあります。大切なのは、麻酔導入前に手術部位などを考慮して電極を装着し、しっかりと波形を確認しておくことです。基本的には、麻酔の途中で電極の位置を変えてはいけません。標準 12 誘導心電図をみるとわかるように、各誘導で波形が違いますので、電極の位置を変えてしまうと、それだけで波形が変わるために異常を評価できなくなります。術後の移動の際に電極を貼り替える可能性がある場合は、電極位置の皮膚に、油性のマジックなどで印をつけておくと良いでしょう。また、波形の変化が比較できるように最初に装着したときの波形を必ず記録しておきます。

　麻酔中は、心電図波形に変化がないかどうかを常に監視します。不整脈の出現はもちろん、それぞれの波形の変化にも注意します。特に、心筋虚血は急激に循環動態を悪化させるので、ST 部分や T 波の変化には十分な注意が必要です。前に述べましたが、術前の標準 12 誘導心電図は、身体負荷がかかっていない状態の心臓を評価していますので、手術中に心拍数が増加すれば、心筋の酸素需要は増大し、心筋虚血の状態になりえます。

　麻酔中の心電図モニタリングで重要なことは、何か変化があれば必ず記録をとるということです。疑わしい心電図変化が認められた場合には術者に声をかけて手術の手を止めてもらい、異常の評価をします。よくわからないことは自分一人で判断しようとせず、指導医や、場合によっては循環器内科医に相談して対処します。

3.3 病棟で患者さんへの問診と診察

A. 問診のポイント

邦夫先生：これから患者さんにお話をうかがいますが、その前にポイント
だけ確認しましょう。

①まず**既往歴**を確認していきます。担当医の問診では聞きもらした既
往や、「麻酔申し込み」に記載されていない疾患もあるので、循環器系、
呼吸器系、消化器系、内分泌系とチェック漏れのないように順番に系
統的に聞いていきます。たとえば代表的な虚血性心疾患である狭心症
であれば、胸痛発作の頻度と程度、労作との関連性、最終発作の時期、
治療状況を確認します。気管支の狭窄を来す気管支喘息では、発作の
頻度と程度、最終発作の時期、ステロイドの使用の有無、そして治療
状況を確認します。今回の患者さんでは肥満以外に問題となるような
既往は何もないですが、それでも聞き漏らしていることがないように
しっかり確認しないといけません。

②また、**最近の体調**も重要です。特に風邪をひいていると術後の肺炎
のリスクが高まるため、大事なチェックポイントです。風邪薬で発熱
や咳のような風邪症状が隠されていることがあるので注意します。

③女性の場合は**妊娠の有無**も必須の確認事項です。

④**高齢者**では、循環器系および呼吸器系の負荷に対する機能の指標と
して、「階段を上がれるかどうかや、そのときに異常な動悸や息切れ
などの胸部症状が現れるかどうか」を聞くとよいでしょう。

⑤もちろん**薬**（薬品名と量）の**内服状況**についても確認します。

⑥その他、**アレルギー**や悪性高熱症＊の**家族歴**について確認します。

⑦次に嗜好として**喫煙・飲酒歴**について確認します。

　職業も聞いておきます。

＊**悪性高熱症**：非常に危険な麻酔の合併症で、極めて稀な合併症です。体温の上昇率が15分あ
たり0.5℃以上、あるいは体温が40℃以上を示し、筋肉の硬直、高二酸化炭素血症、高カリウ
ム血症、ミオグロビン尿を伴います。遺伝等で筋肉に特殊な性質がある場合に発生します。

第3章●術前回診

⑧最後に**手術歴（麻酔歴）**および輸血歴について聞きます。その時の麻酔法と何かトラブルがあれば十分に聴取します。

　以上の情報から手術を受ける患者さんの危険度（リスク）を評価し、クラス分けします。一般的に使用されるのが、アメリカ麻酔学会（ASA）の術前状態分類（**表3.1**）です。心疾患があったり、疑われる患者さんでは、アメリカ心臓病学会（ACC）／アメリカ心臓協会（AHA）のガイドラインなどに沿って、検査やモニタリングを含めた麻酔管理を行います。

表3.1　ASA術前状態分類（ASA physical status classification）

Class Ⅰ：手術対象となる局所的疾患のみで、全身的には正常で健康な患者

Class Ⅱ：軽度な全身疾患がある患者、例）コントロールが良好な糖尿病や高血圧、喫煙者、日常的飲酒、妊娠、肥満（BMI 30～40）など

Class Ⅲ：高度の全身疾患がある患者、例）コントロールが不良の糖尿病や高血圧、慢性閉塞性肺疾患、高度の肥満（BMI 40以上）、ペースメーカーの植え込み、透析中、さらに3ヶ月を超えて経過した心筋梗塞、脳血管障害、一過性脳虚血、冠動脈ステント治療など

Class Ⅳ：生命を脅かす全身疾患がある患者、例）敗血症、播種性血管内凝固症候群、急性呼吸促迫症候群、さらに発症3ヶ月以内の心筋梗塞、脳血管障害、一過性脳虚血、冠動脈ステント治療など

Class Ⅴ：手術なしには生存が期待できない瀕死の患者、例）腹部または胸部大動脈瘤破裂、広範囲におよぶ外傷、多臓器不全を起こす病態など

Class Ⅵ：臓器移植のドナーになる脳死患者

緊急手術では「E」をつける

B.　診察

　夏樹、裕子、幸子先生、邦夫先生の4人が患者さんの病室の前まで来ました。

　幸子先生の手際よい問診で、患者の高橋さんは15歳のときに虫垂炎で虫垂切除術を受けたこと、その後、半年前に骨折の手術を受けるまでは、他に既往はないことがわかりました。高橋さんの許可を得て、邦夫先生の説明に沿って幸子先生が診察を進めていきます。

邦夫先生：まず聴診で肺雑音と心雑音をチェックします。症例によっては

四肢の動きや神経学的な症状も確認します。さらに視力や聴力も異常がないことを確認します。

1）気道確保に関する診察

次に、気道確保に関する診察をします。

①開口の程度を確認して、Mallampati（マランパチ）分類を評価します（Pick up 参照）。また Upper Lip Bite 試験も実施します（p.51 Pick up 参照）。

②頸部の伸展が可能かどうかを調べます（伸展が不十分だと挿管困難の可能性が高くなります）。

③さらに、頸部を伸展させた状態でのオトガイから甲状切痕までの距離が 6.5 cm 以上あることを確認します（図 3.8）。短いと挿管困難の可能性が高くなります。

④また、いびきの有無と程度についても聞きます。経鼻挿管症例では、鼻閉の有無やどちらの鼻通りがよいかも聞きます。

この他、筋肉質な男性で難しくなることが知られています。

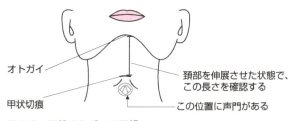

図 3.8　甲状オトガイ間距離

Pick up　Mallampati 分類

Mallampati 分類は全身麻酔の際の気管挿管を行う場合の難易評価の指標の 1 つになります。身体をまっすぐにして*最大開口で舌を突出させます。このとき口蓋垂が先端まで見えれば I 度（Class I）です。先端は見

---

*特に座位ではなく導入時の体位である仰臥位で評価するとよいという報告もあります。

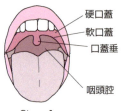

開口の Mallampati 分類
Class Ⅰ：口蓋弓、軟口蓋、口蓋垂が見える。
Class Ⅱ：口蓋弓、軟口蓋と一部の口蓋垂が見える。
Class Ⅲ：軟口蓋と口蓋垂の基部のみ見える。
Class Ⅳ：軟口蓋も見えず、硬口蓋しか見えない。

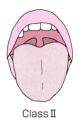 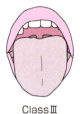 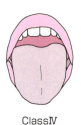

図 3.9　Mallampati 分類

えないけれど基部が十分に見えて咽頭腔もよく見えればⅡ度です。基部と咽頭腔がかろうじて見えるだけならⅢ度です。基部も咽頭腔も見えなければⅣ度です。この数値が大きくなると、挿管困難が予想されます（**図 3.9**）。口蓋垂には長短があるので、重要なのは咽頭の見え方だということに注意してください。

幸子先生：高橋さんの Mallampati 分類はⅡ度ですが、いびきがひどいようです。家族にときどき文句を言われるそうです。頸部の可動性は問題ありません。

邦夫先生：挿管自体は難しくなさそうですが、いびきをかくのであれば、気道の通りをよくするために、エアウェイ（p.57 図 4.4 ④参照）が必要になるかもしれません。また、点滴困難がないかどうか、上肢の静脈の状態もチェックが必要です。動脈ライン*を取るときはアレンテストを忘れずに行います。

***動脈ライン**：観血的動脈圧測定のために動脈にカテーテルを挿入することで、動脈血採血にも利用できます。

Pick up Upper Lip Bite 試験

　下顎の前歯で上唇を嚙めるかどうかを確認する試験です。これによって下顎を前方運動させることができるかどうかを判断します。下顎の前方運動がうまくできない場合には挿管操作が難しくなることが予想されます。

Pick up アレンテスト

　アレンテストとは尺骨動脈の血流を確認する検査です。手掌は橈骨動脈と尺骨動脈によって血行が保たれています。しかし、尺骨動脈が閉塞して橈骨動脈だけで血行が維持されていることもあります。そのような場合に橈骨動脈穿刺をすると手指に重篤な血行障害を引き起こす可能性があります。アレンテストでは、拳を握ってもらい、橈骨動脈と尺骨動脈を押さえた状態で手を開いてもらいます。その後、尺骨動脈の圧迫を解除して手のひらの血行が10秒以内に戻れば尺骨動脈の血流ありと評価します（**図3.10**）。麻酔導入後に急に橈骨動脈穿刺を行う場合は、母指にパルスオキシメーターを装着して、橈骨動脈を押さえて脈拍の消失の有無から尺骨動脈の血流を評価することもできます。

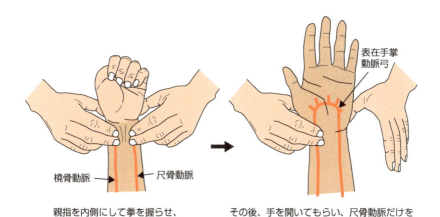

図 3.10　アレンテスト

第3章●術前回診

2）硬膜外麻酔や脊髄くも膜下麻酔を行う症例（第12章参照）

　硬膜外麻酔や脊髄くも膜下麻酔を行う症例では、側臥位にして穿刺部位周囲の触診と皮膚のチェックをしておきます。

3）脱水の傾向の確認

　高齢者ではトイレが近くなるという理由で、わざと飲水を少なくしている人がいます。また寝たきり患者さんでは慢性的に脱水傾向になっています。脱水傾向がないかどうかは皮膚の緊張感で評価します。胸骨の上の皮膚をつまんで離したときにすぐに皮膚が戻れば脱水は少ないと考えます。わかりにくい場合には、口腔内が乾燥しておらず、腋に手を触れて湿って感じられれば脱水は少ないと判断します。

まめ知識　聴診器

　ラエンネック（フランス）が聴診器を発明する前は、患者の胸に直接耳を押し当てて聴診する直接聴診法が一般的でした。ある日、ラエンネックが心臓病の若い女性を診察したとき、その患者さんはラエンネックが胸に耳をつけると恥ずかしそうなそぶりを見せました。そこでラエンネックは木製の中空の円筒を聴診器として用いるという方法を考えつき、19世紀初頭に発表しました。

　ラエンネックの発明した聴診器は子どもたちが中空の木切れを使って遊ぶさまを見たことがヒントになっているそうですが、彼自身がフルート奏者であったことも影響しているかもしれません。ラエンネックは胸（stethos）と診察（skopos）を組み合わせて、その聴診器を「stethoscope」と名付けました。このほかにもラエンネックは聴診した音を、水泡音（rales）、類鼾音（rhonchi）、捻髪音（crepitance）などに分類しました。現在のような両耳を使う聴診器の原型は1851年にレアードによってつくられました。

　聴診器の発明以外にも、ラエンネックは肝硬変（cirrhosis）や悪性黒色腫（melanoma）を命名したことで有名です。

3.4 患者さんに麻酔の説明をし同意を得る

3.4 患者さんに麻酔の説明をし同意を得る

　患者さんには、麻酔の必要性とその手順を説明します。特に麻酔導入時の嘔吐による誤嚥を防ぐために、食事は手術室入室の8時間前に、クリアウォーター（水、お茶、スポーツドリンク）の摂取も2時間前に中止することを説明します（病棟の看護師にも連絡します）。

　薬を内服中の患者さんに対しては、**表3.2**のような内容の指示をします。さらに手術当日の手順（入室時刻や麻酔方法など）を説明し、最後に麻酔の同意を得ます（麻酔同意書に署名をいただきます）。

　幸子先生が麻酔のリスクについて説明し、手術室入室は朝の8時であること、食事は消灯時間の夜9時まで、水やお茶、スポーツドリンクであれ

表3.2　術前内服薬の指示の例（中止薬、継続薬）

1. 降圧薬	カルシウム拮抗薬、βブロッカーは当日朝まで内服
	ACE阻害薬とAII拮抗薬は前日で中止
2. 糖尿病薬	経口糖尿病薬は、手術当日は中止
	インスリン投与は半量皮下注して、投与と同時に輸液によるブドウ糖の投与（$0.1 \sim 2\,g/kg/$時）を開始。手術室入室前に病棟で血糖値を必ずチェックしてもらう。
3. ステロイドと甲状腺ホルモン薬	通常通り当日朝まで内服
	侵襲の大きな手術や長時間手術では、ステロイドカバー（ヒドロコルチゾン100 mg）を行う。
4. アスピリン（抗血小板薬）	出血が予想される手術では1週間前に中止、最低でも手術の48時間前には中止する。軽度の出血が問題とならない小手術では、中止の必要はない（アスピリン中止によるリバウンドがあるので血栓症に要注意）。チクロピジン（商品名パナルジン®）も1週間前に中止。
5. ワーファリン（抗凝固薬）	4、5日前に中止、最低でも48時間は中止する。緊急の場合はビタミンKで拮抗することができる。緊急時には新鮮凍結血漿（fresh frozen plasma：FFP）の投与も効果がある。
6. 抗パーキンソン薬	基本的に朝まで内服させ、なるべく早期に再開する。

＊手術内容と患者さんの状態によっては、指示が異なることがある。

第3章●術前回診

ば朝6時まで飲んでもかまわないとお話ししました。そして、高橋さんに、麻酔同意書に署名をいただいて、終了しました。

邦夫先生：術前回診について何か質問はありますか？

夏樹：飲水は2時間前まで可ということですが、乳児のミルクはどうですか？

邦夫先生：よい質問ですね。乳児の場合、母乳は4時間前に、粉ミルクの場合は6時間前に止めます。

　　　それでは夏樹君と裕子さんは、月曜日は朝7時に手術室に来てください。幸子先生、麻酔の準備の仕方を教えてあげてくださいね。

幸子先生：わかりました。

まめ知識　メンデルソン症候群

　メンデルソン（アメリカ）は、全身麻酔による無痛分娩のあとで重篤な誤嚥性肺炎が高率に生じることに気がつき、1946年に報告しました。これがメンデルソン症候群と呼ばれています。酸性度の強い胃内容物などを誤嚥することで、初期には化学性肺炎を引き起こし、これが細菌性肺炎を招きます。さらに肺水腫を引き起こして高度の呼吸障害に至ります。

　麻酔導入の際の吐物による誤嚥は、肺炎だけではなく気道閉塞の原因にもなります。そのため固形物や食物繊維を含む飲料は、遅くとも麻酔の8時間前までに中止します。しかし、長時間の絶飲食は患者さんに負担となります。

　手術2時間前までのクリアウォーターや炭水化物含有飲料の摂取は安全で、口渇感や空腹感、さらに不安感を取り除くことができ有用です。著者らは20年以上前から術前2時間前までスポーツドリンクを飲むことを勧めています。

まとめ　　術前回診の目的は、患者さんの状態を確認すること、術式を確認すること、そして何よりも大切なのが患者さんの信頼を得ることです。患者さんにとってみれば命を任せることになるのですから。

　術前回診時に既往や術前検査などの異常に気づけば、必ず専門の医師に相談しておきます。また挿管困難の可能性を評価しておくことは麻酔科医にとって重要事項です。

第4章

麻酔管理❷

麻酔の準備

この章で学ぶPoint

麻酔の準備は、患者さんが手術室に入室されたらすぐに麻酔が開始できるようにモニターや麻酔器、必要な器具、薬剤を準備することです。①麻酔カートの準備、②モニターと麻酔器の準備、③薬剤の準備の3つに分けて、1つずつ確実にすることが大切です。
いざというときに足りないものがあると命に関わることにもなりかねませんから、しっかり準備しましょう。

月曜日の朝7時に、夏樹と裕子が手術部の麻酔科医控え室に行くと、幸子先生がすでに待っていました。

夏樹と裕子：おはようございます。遅くなってすみません。

幸子先生：大丈夫よ。私も今来たところだから。それではさっそく準備をしましょう。

4.1 麻酔準備室での麻酔カートの準備

夏樹、裕子、幸子先生の3人が最初にやって来たのは麻酔準備室です（**図4.1**）。

幸子先生：この台車のことを麻酔カートと呼ぶの（**図4.2**）。ここで、まずカートに載せる器具の準備をするわね。

2人に準備する物品のリストを渡すから、このカートの上にそこの棚からリスト通りに準備するものを載せていってね。

夏樹：わかりました。

裕子：2人でやってみます。

55

第4章●麻酔の準備

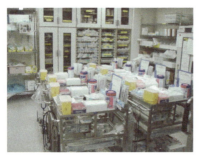

図4.1　麻酔準備室

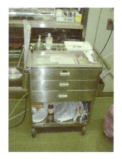

図4.2　麻酔カート

麻酔準備品のリスト

●麻酔回路にかかわる器具（図4.3）：

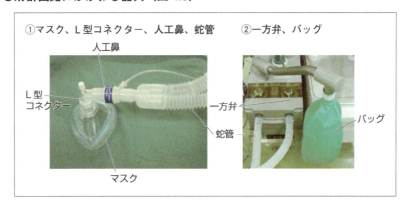

①マスク、L型コネクター、人工鼻、蛇管　　②一方弁、バッグ

●気管挿管にかかわる器具（図4.4）：

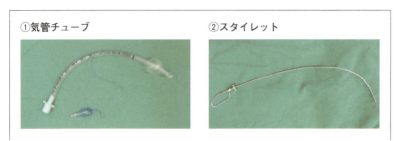

①気管チューブ　　②スタイレット

56

4.1 麻酔準備室での麻酔カートの準備

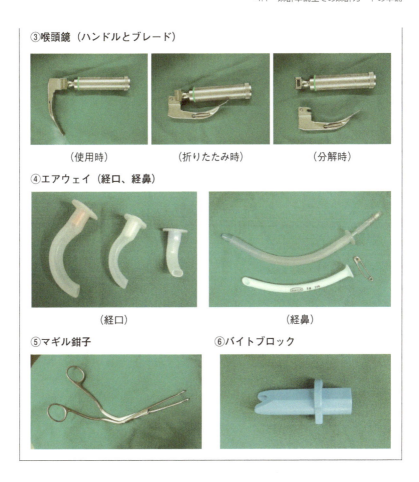

③喉頭鏡（ハンドルとブレード）
（使用時）　（折りたたみ時）　（分解時）

④エアウェイ（経口、経鼻）
（経口）　（経鼻）

⑤マギル鉗子　⑥バイトブロック

●その他（図4.5）：

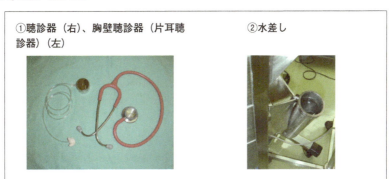

①聴診器（右）、胸壁聴診器（片耳聴診器）（左）　②水差し

57

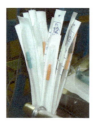
③吸引チューブ類

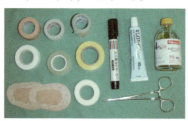
④ペアン（鉗子）、テープ各種、眼球保護シール、マジックペン、キシロカインスプレー、キシロカインゼリー

裕子：幸子先生、この気管チューブ（**図4.4**①）は、どのように使うのですか。

幸子先生：今、2人は普通に自分で肺呼吸をしているよね。でも麻酔中だと十分な呼吸ができないから、気管にこのチューブを挿入して、ガスを肺に押し込んで呼吸をさせるわけ。圧をかけてガスを肺に押し込むからこれを陽圧換気と言うの。

気管チューブ

気管の中に管を入れることを気管挿管といい、確実な気道確保の方法です。この気管チューブの先端を、口または鼻から入れて、声門を越え、気管までしっかり進めて、そこでチューブの先のほうについているカフと呼ぶ風船を膨らませて気管をぴったり塞ぐようにして留置します（**図4.6**）。

そしてこのチューブに蛇管を接続して、麻酔回路からガスを押し込んで換気します。このときにこのバッグをぐっと握ってガスを押し込みます（**図4.3**②も参照）。

● 気管チューブのサイズは？

裕子：気管チューブはいくつかサイズがあるみたいですが、どのサイズを選べばよいですか？

幸子先生：気管チューブは基本的に3種類の太さのチューブを準備するのよ。ふつう成人男性では内径が7.0、7.5、8.0 mmを、成人女性だったら内径が6.5、7.0、7.5 mmを選ぶのが一般的ね。

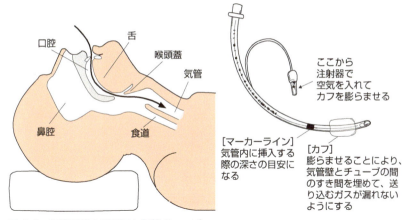

図 4.6 気管挿管の解剖図と気管チューブ

　　今日の患者さんは男性だし、胸部 X 線写真を参考にすると 7.0、7.5、8.0 mm でいいわよ。

● バッグのサイズは？（図 4.3 ②）

夏樹：幸子先生、バッグは大きさが違うものが何種類かあるのですが、どれを選べばよいですか？

幸子先生：今日の患者さんは成人なので 3 L のバッグを選んでね。小児のときは、体重 10 kg あたり 1 L を目安にして選べばいいわよ。

● 喉頭鏡のブレード（図 4.4 ③）

夏樹：幸子先生、喉頭鏡は何に使うのですか。

幸子先生：これは鏡ではないけど、気管チューブを気管に挿入する気管挿管のときに、喉頭をのぞいて声門を見る器具なの。この喉頭をのぞく操作を喉頭展開と言うのよ。

夏樹：今日の患者さんでは、ブレードはどのサイズを選べばよいですか？あれっ、形が違うものもありますよ。

幸子先生：それはミラー型のブレードよ（**図 4.7**）。成人では通常、マッキントッシュ型の No.3 を準備してね。体格のよい患者さんの場合は一回り大きい No.4 も用意しておいたほうがいいわよ。

裕子：ミラー型とマッキントッシュ型ってどんなふうに使い分けるのですか？

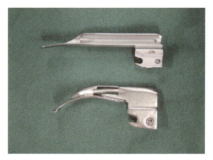

図4.7 ミラー型（上）とマッキントッシュ型（下）ブレード

幸子先生：ミラー型のブレードは、舌の上をそのまま咽頭に進めて喉頭展開するのだけど、使用するのは新生児や乳児くらいかな。一般的に用いるのがマッキントッシュ型で、咽頭に進めるときに舌を左に圧排するようにして視野を確保するのよ。あとで見せてあげるわね。

　さあ、必要なものを麻酔カートに載せたら、手術室に搬入しましょう。今日の症例は5号室よ。

4.2 手術室での麻酔器の準備

幸子先生のあとを夏樹が麻酔カートを押して手術室に入ります。

A. 中央配管との接続

幸子先生：それではまず麻酔器の準備の仕方を教えるわね。これが今日使用する麻酔器（**図4.8**）よ。最初にこの3本のチューブを壁の配管につないでね（**図4.9**）。医療用のガスはボンベ室等から中央配管を通して各病棟、手術室等へ供給されているのよ。

夏樹：緑と青と黄色がありますけど、何が違うのですか？　あれっ、チューブの先の金具にピンがついていますよ。

幸子先生：そうよ。それぞれ別の位置にピンがついていて、中央配管との接続が、同じ種類の管にしかできないようになっているの。間違った管には接続できなくて、正しい管にしか接続できないようになってい

4.2 手術室での麻酔器の準備

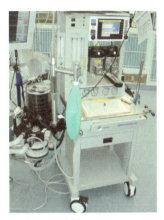

図 4.8　麻酔器

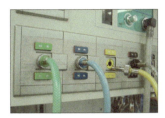

（一番右は吸引の配管）
図 4.9　酸素、笑気、空気の配管

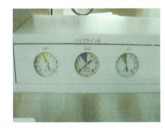

図 4.10　パイプライン圧

るのよ。緑は酸素、青は笑気（亜酸化窒素、N_2O）、黄色は空気が流れるの。接続したら麻酔器のこのメーター（**図 4.10**）を見て、酸素、笑気、空気、それぞれの配管のパイプライン圧（配管から供給されるそれぞれのガスの圧）を確認してね。

　配管から供給される各種ガスを麻酔器につなぐことを、パイピングするといって、このときの圧のことをパイプライン圧というのよ。

　そして麻酔器の後ろに酸素の黒いボンベがあるでしょう（**図 4.11**）。このボンベの残量を圧で確認しておくの。

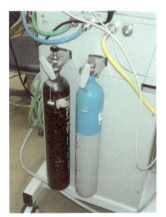

（右は、笑気のボンベ）
図 4.11　酸素ボンベ

もし万が一地震などで酸素の供給が止まったら、このボンベの酸素だけで急場をしのがないといけないからね。

夏樹：わかりました。

B. 麻酔回路の接続

幸子先生：次に、蛇管とYアダプター、バッグ（p.56 図 4.3 参照）を麻酔器にセットして、麻酔器の電源を入れるわよ。

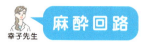 麻酔回路

①中央配管に接続したチューブを通して、酸素、笑気、空気は、まず麻酔器の流量計に流れます（**図 4.12**）。そして酸素、笑気、空気の3つの調節つまみで、それぞれの流量を決めます*。

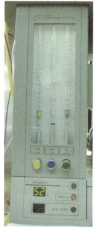
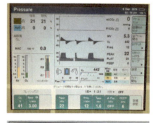
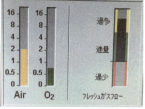

（右から酸素、笑気、空気）

（モニターに組み込まれているものもある。下図はモニターの拡大写真。）

図 4.12　流量計

②次に、流量計で流量を調節されたガスは、気化器に流れてきます（**図 4.13**）。気化器は、揮発性麻酔薬のセボフルランやイソフルランを揮発して、流量計を通って流れてきたガスに混合する場所です。この小窓（液量計）

＊**笑気ガスは単独では流せない**：笑気単独では流せないようになっていて、笑気を流すと、酸素もいっしょに流れるようになっています。もしも笑気だけを流すと、患者さんが低酸素血症になってしまうので、その予防でこうなっています。

からのぞいて麻酔薬の量がきちんとあることを確認してください。気化器を通って麻酔薬が加わったガスは、このチューブを通って麻酔回路に入ってきます。最近は、流量と吸入酸素濃度を入れると自動的に調節してくれる麻酔器もあります。

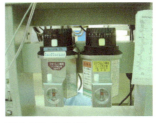

図4.13 気化器

③麻酔回路は、蛇管、その接続部のところの一方弁（吸気弁、呼気弁）、炭酸ガスを吸収するカニスターと呼ばれる部分、ポップオフバルブ（pop-off valve；APL（adjustable pressure limiting）バルブ）、バッグなどからなります（**図4.14**）。

成人だと1分間で、約250 mLの酸素が体内で消費されて、二酸化炭素が約200 mL産生されますが、二酸化炭素はカニスターのソーダライムに吸収されます（**図4.15**）。

流量計でガスの量を調節しますが、毎分1 L以上は流すので、その余分

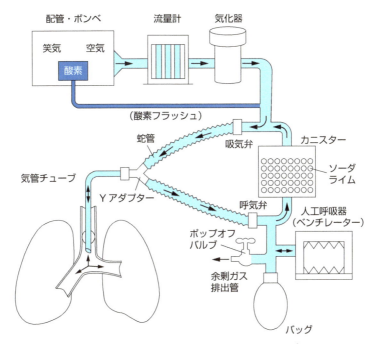

図4.14 麻酔器の基本構造（機種によって構造は若干異なる）

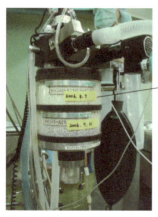
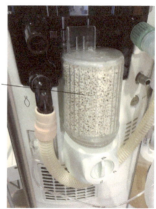
ソーダライム

図 4.15　カニスター

> **まめ知識　カニスターの意味**
>
> カニスター（canister、キャニスター）を辞書で調べると、「お茶やたばこなどを入れるふたの付いた小さな缶」と書かれています。つまり麻酔器のカニスターとは「（ソーダライムの）入れ物」という意味です。

> **まめ知識　ソーダライムと潜水艦**
>
> 潜水艦の起源は、水中を進む乗り物という意味では紀元前にさかのぼるようです。エンジンあるいはモーターで進む近代潜水艦が使われ始めたのは、20 世紀はじめです。酸素はすでにボンベで持ち込めましたが、二酸化炭素を外に吐き出すと航跡が残ってしまい、潜水艦が発見されやすくなります。それを防ぐ方法として、二酸化炭素吸収装置が生まれました。潜水艦は第一次大戦（1914 ～ 1918 年）で、ドイツが大いに利用して連合国の輸送船を多数沈めました。
>
> ソーダライムは水酸化カルシウムを主成分とし、アルカリ性なので酸性である二酸化炭素を吸着します。そのため潜水艦の進歩に伴って利用されるようになりました。1924 年頃に初めて麻酔器に取り付けられたそうです。二酸化炭素をたくさん吸着して消耗してくると、pH がアルカリから次第に酸性になるため混ぜられている pH 指示薬が青色に変化します。写真は、左が使用前、右が使用後のソーダライムです。
>
>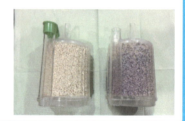

のガスを回路外に捨てる必要があります。その余剰ガスを捨てるために、ポップオフバルブの開閉を調節します。余剰ガスは、余剰麻酔ガス回収装置に接続して排気します。

重要！ リークテスト

　もしも、このポップオフバルブの箇所以外にガスが漏れるところがあると、回路内の圧が抜けて陽圧換気ができなくなるから大問題です。だから、ポップオフバルブを閉鎖した状態では、他の部分からはガスが漏れないということを確認することがとても重要で、これをリークテストと言います。

　ポップオフバルブを塞いだ状態で、蛇管とつないだYアダプターの患者側を手で塞いで、漏れのないことを確認します。もし漏れがあったら、バッグや蛇管に孔があいていないか、他の接続部分が緩んでいないかなどを確認します。もしわからなかったら、急いで麻酔器自体を交換することもあります。

---

④人工呼吸器（ベンチレーターともいう）の作動を確認します（**図4.16**）。気管チューブの説明をしたときに、患者さんの気管にチューブを入れて、このバッグをぐっと握ってガスを押し込んで陽圧換気をするという話をしましたが、麻酔中にずっと麻酔科医がバッグを押して陽圧換気させていると大変ですから、人工呼吸器で回路に陽圧をかけて自動的に換気させるよ

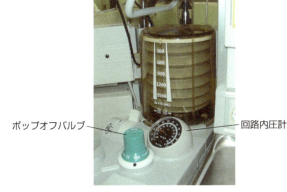

図4.16　人工呼吸器

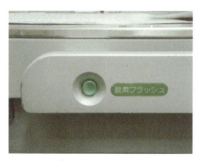

図4.17 酸素フラッシュ

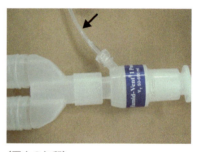

（図中の矢印）
図4.18 サンプリングチューブ

うにします。人工呼吸器は麻酔回路につながっていて、作動させるとシリンダー部分が動いて陽圧がかかります。電源を入れてきちんと作動することを確認しておきます。

⑤酸素フラッシュ（**図4.17**）の作動を確認します。このボタンが酸素フラッシュというのですが、緊急時に酸素を回路に供給する装置です。ボタンを押して十分な流量の酸素が入ってくることを確認します。

⑥蛇管の先のYアダプターのところに、L型コネクターとマスクを付けます。そして、呼気ガスモニタリング用のサンプリングチューブ（**図4.18**）をL型コネクターに接続しておきます。このチューブからガスを持続的に少量ずつ吸引して、その中の二酸化炭素や吸入麻酔薬の濃度をモニターし、呼吸の状態や麻酔深度を評価します。

幸子先生：それから、ポップオフバルブは基本的に常に開放にしておくこと。
夏樹：それはどうしてですか。
幸子先生：麻酔中にポップオフバルブを閉じたままで麻酔回路にガスを流入させ続けると、患者さんの肺が膨張して、まず心臓が圧迫されて血圧が下がったり、肺胞が破れて気胸になったりするからよ。
　　さあ、最後に麻酔器の配管を余剰麻酔ガス回収装置（**図4.19**）に接続して、麻酔器の準備は終了よ。

最新の麻酔器では、自動で点検をする機能を持った機種が多く登場しています。配管をつないで電源を入れれば、自動的に点検モードになり、指示に従っ

4.2 手術室での麻酔器の準備

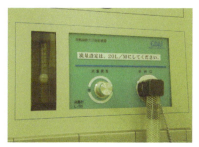

図 4.19　余剰麻酔ガス回収装置

てチェックをすれば完了します。しかし、途中で問題が生じたり緊急に麻酔器を使用しようとすると、麻酔器の取り扱いを周知していないと戸惑ってしまいます。

C. モニターの準備 （図 4.22）

幸子先生：さあ次はモニターの準備よ。

 モニターの準備

①心電図、血圧計、パルスオキシメーター*は必須です。心電図用のケーブル、血圧計のカフ、パルスオキシメーターのプローブをチェックします（**図 4.20**）。

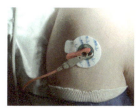 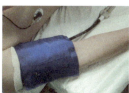 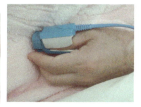

①心電図電極（右肩）　②カフ（マンシェット）　③パルスオキシメーター・プローブ

図 4.20　心電図用のケーブル、血圧計のカフ、パルスオキシメーターのプローブ

＊パルスオキシメーター：経皮的動脈血酸素飽和度（SpO_2：動脈血中のヘモグロビンのうち、酸素と結合しているものの割合。単位は％）と心拍数を測定します。

67

②体温モニターとして、直腸プローブまたは体温センサー付き食道聴診器あるいはバルーンカテーテルも準備します。
③呼気ガスモニターの設定（麻酔薬の選択など）も確認します。
④麻酔導入には筋弛緩薬を使用しますので、筋弛緩モニター（TOFモニター、**図4.21**）の準備も必要です（p.113参照）。
⑤今回は使いませんが、観血的動脈圧測定を行う場合は、圧トランスデュー

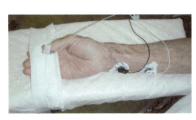
①電極とセンサー

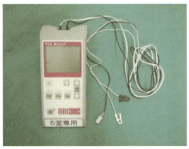
②TOFモニター

図4.21　筋弛緩モニター（TOFモニター）

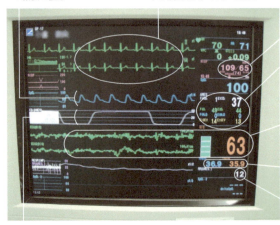

パルスオキシメーターの脈波の波形

心電図。上が肢誘導（Ⅱ）で、下が胸部誘導（V₄）を表示

カフで測定した**血圧**

吸気と呼気、それぞれの**酸素濃度**と吸入麻酔薬**セボフルランの濃度**を表示

BIS モニター。脳波の波形と、それを解析した数字を表示

体温。左が直腸温、右が上肢での皮膚温

心電図の電極から胸部の動きによって評価した、**呼吸回数**

カプノメーター（呼気 CO₂ モニター）。呼気中の二酸化炭素の分圧が台形の波形になっている

図4.22　モニター画面

サーの準備を確認しておきます。また、完全静脈麻酔（TIVA：p.90 参照）の場合は、麻酔深度の評価のために BIS モニターも準備しておきます。

Pick up BIS モニター（図 4.23 ①〜③）

　BIS モニターは、独自のアルゴリズムで脳波を自動解析して、患者さんの意識レベルや麻酔中の鎮静度を数字で評価するモニターです（**図 4.22** のモニター画面中にも脳波と BIS 値が示されています）。この BIS 値は、覚醒時には通常 90 以上ですが、意識レベルの低下に伴って数値が低下し、60 では 99％の患者さんが意識消失しています。脳波データベースは、イソフルラン、セボフルラン、プロポフォール、ミダゾラムの 4 種に笑気もしくは麻薬が併用されたときの脳波が含まれています。麻酔薬によっては、意識レベルと BIS 値がずれる可能性があります。BIS 値の数字だけではなく、脳波波形を見る習慣をつけると楽しくなります。

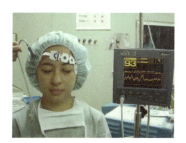

① 4 つの電極シールを右または左の前額部に貼る

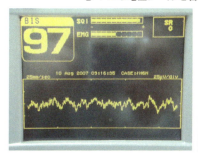

②覚醒時

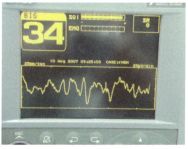

③意識消失

BIS 値は画面の左上に表示。画面上の SQI は脳波検出の状態、EMG は筋電図の混入を示す。画面下半分には、脳波を表示。

図 4.23　BIS モニター

D. 点滴の準備

幸子先生：次は点滴の準備よ（**図4.24**）。看護師さんが準備してくれる病院もあるけれど、ここでは自分一人でもできるように準備は麻酔科医がするのよ。

　まず最初に、清潔で密封されている点滴回路を開封して、三方活栓と延長チューブを接続します。それから輸液のボトルに刺すようにつないで、あとは流量を調節するクレンメを開けて輸液をチューブの先まで流して、準備完了よ。

夏樹：輸液は何でもいいのですか。

幸子先生：通常の全身麻酔のときは、細胞外液の組成に近いリンゲル液を使うわね。最近は、マグネシウムイオンも含んでいて、より生理的な電解質バランスに近い製剤があるので便利よ。

夏樹：リンゲル液のほかにはどのようなものがあるのですか。

幸子先生：簡単に言うと、「開始液」という生理食塩水と5％ブドウ糖液を半分ずつ混ぜたカリウムを含まない製剤、さらにブドウ糖の割合を多くしてリンゲル液よりも細胞内の水分の電解質組成に近づけた「維持液」という製剤があるの。このほかにも、アミノ酸製剤や脂肪製剤

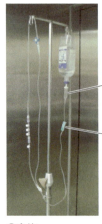

①全体

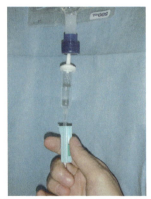

ドリップチャンバーの滴下を見ながら、クレンメで輸液速度を調節する。
②ドリップチャンバーとクレンメ

図4.24　点滴

もあるわ。実際の麻酔をするときに詳しく教えるわね。

E. 吸引セットの準備

幸子先生：最後は吸引セットの準備よ。

　吸引用の配管は、吸引物をトラップする容器の管を壁の配管につなぎ（**図4.25**、**図4.26**）、その容器に吸引チューブをつないでその端を手術台の頭側まで届くようにしておきます。何かあればすぐに吸引ができるように準備するの。また、吸引は胃や気管、口腔内の吸引に使うのね。気管挿管する際に嘔吐されると、誤嚥性肺炎になったり、気道閉塞の危険もあるの。だから急な嘔吐に対処するためにも吸引の準備はとても重要なのよ。もちろん気管内に喀痰が貯留したときにも、吸引して除かないといけないからね。

　これで準備は完了よ。もうすぐ8時ね。それでは朝のカンファレンスの時間だから、医局に集合よ。

夏樹、裕子：ありがとうございました。

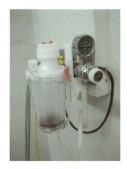

図4.25　吸引セット

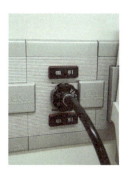

図4.26　吸引の配管

第 4 章 ● 麻酔の準備

> **まとめ**　　手術当日は、麻酔カートとその上に用意する麻酔管理に
> 必要な物品と薬剤を麻酔準備室や薬剤保管庫からとって来
> ます。それから麻酔器の準備を行います。予備の酸素ボン
> べの確認も重要です。回路に穴があいているとガスが漏れたり、陽圧
> 換気ができなくなります。回路のリーク（漏れ）がないことを確実に
> チェックしておきます。点滴と吸引の準備も忘れてはいけません。
> チェックリストを作成して漏れがないように準備します。

麻酔科医控室

ある日の幸子先生と博司先生の会話

博司先生：後期研修に入って調子はどう？　初期研修の頃とは違うで
しょ。

幸子先生：がんばっています。先生が研修医の頃はどうでしたか？

博司先生：僕が研修医だった頃は、まだ初期研修制度はなくて、いき
なり麻酔科に入局したんだよ。だから武志先生や幸子先生とは
違って、麻酔科入局は 2 年分早かったんだ。だからそれだけ大
変だったね。

幸子先生：確か博司先生は直接邦夫先生の指導を受けていたんですよ
ね？　邦夫先生の指導はどうでしたか？

博司先生：そうそう、最初の 1 年間直接指導を受けたのが邦夫先生だっ
たんだ。邦夫先生は、一見優しそうでしょ。でもね、一緒に症例
を担当するときは気をつけたほうがいいよ。かなり厳しいから。

幸子先生：どんなふうに厳しいんですか？

博司先生：たとえば、麻酔導入のときにモニターばかり見ていて患者
さんへの注意がおろそかになっていたら、モニターの電源を切ら
れてしまったことがあったよ。あっと思ったら片耳聴診器を渡さ
れてね（**図 4.27**）。「モニターの機械に麻酔をしているのではな
いよ。目の前の患者さんに麻酔しているんだよ。これを使って麻
酔を導入しなさい」って言われたんだよ。そのときは片耳聴診器
だけで心音と呼吸を聴きながら麻酔導入したよ。

幸子先生：片耳聴診器だけでですか？

博司先生：そうだよ。心音を聴いていると心拍数だけではなくて、そ
の心音の強さから血圧もわかるんだ。ときどき血圧計で測定する
よりも、ずっと心音を聴きながら導入するほうが確実なんだよ。

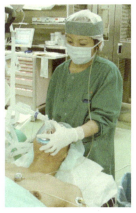
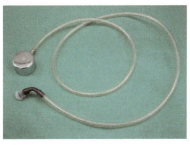

図 4.27 マスク換気と片耳聴診器

　それに胸郭の動きを見ながら肺野を聴診していると、換気できているかどうかもよくわかる。それを教えてくれたのが邦夫先生だよ。心音や呼吸音の変化を知ってからは、麻酔導入のときには欠かさずに聴診しながら導入するようになったよ。

幸子先生：モニターは使わずにですか？

博司先生：まさか。ちゃんとモニターもしながらだよ。さすがに酸素飽和度と心電図の変化は聴診だけじゃわからないからね。

邦夫先生　最近、麻酔導入の際にモニターばかり見て、患者さんをあまり見ない麻酔科医が多いように感じます。たとえばマスクでの換気がきちんとできているかどうかを、胸郭の動きや聴診で評価しながら行うのではなく、カプノメーターで呼気の二酸化炭素分圧の波形ばかり見ていたりします。残念なことに片耳聴診器という麻酔導入中に聴診するための器具さえ知らない麻酔科医がいるようです。

第5章

麻酔管理❸

麻酔導入

この章で学ぶPoint

覚醒している患者さんに、麻酔薬を投与して手術ができる状態にすることを、(麻酔)導入といいます。一般的に行われている全身麻酔では、気管挿管して人工呼吸によって呼吸管理します。気管にチューブを挿入(気管挿管)されるときの刺激は非常に強いので、意識をとる麻酔薬だけではなく、その侵襲を抑える鎮痛薬、さらには気管挿管による咳や体動を防ぐために、筋弛緩薬を静脈投与します。

　早朝のカンファレンスでは、その日の症例のプロフィールと問題点、麻酔方法などについて、確認と最終打ち合わせを行います。幸子先生が、今日の患者さんの高橋一郎さんについて紹介しました。(高橋さんは、半年前に事故で右上腕骨を骨折して、今回はそのときの骨折部分の固定プレートの除去を全身麻酔下で行います。前回の切開線に沿って切開してプレートを取り出します。:第3章参照)

5.1　患者さんの手術室への到着

　カンファレンスの後、幸子先生と夏樹、裕子は手術室の患者搬入口で、看護師さんといっしょに患者さんの到着を待ちます。ここで患者間違いがないように確認することが大切です。時計の針は8時を少し回っています。

　患者さんが患者搬入口に到着すると、まず、患者さんたちに名前を自分で言ってもらいます。さらにそれぞれの患者さんの手首に付けられたタグのバーコードでも確認します。このとき手術部位と術式も確認します。病棟から患者さんに付き添ってきた看護師さんと手術室の看護師さんたちは、てきぱきと申し送りをして、患者さんたちはそれぞれの手術室に搬入されていきます。そこに高橋一郎さんも歩いて到着しました。幸子先生が立ち会って患者確認を行い、看護師さんの申し送りも終了しました。

幸子先生：高橋さん、おはようございます。今朝の体調はいかがですか。
高橋さん：よく眠れましたし、特に問題ありません。
幸子先生：今朝起きてから6時までに水分は取りましたか。
高橋さん：スポーツドリンクを500 mL飲みました。
幸子先生：わかりました。今から手術室に移動します。

　高橋さんは、そのまま歩いて手術室に移動しました。手術室には、邦夫先生が待っていて、高橋さんに手術台に上がっていただきました（**図5.1**）。
邦夫先生：高橋さん、気を楽にしてください。今からモニターをつけたり、点滴を取ったりします。痛いことをするときには必ず声をかけますから。緊張するようなら、退院したあと、誰かと遊びに行くことでも考えていてください。
高橋さん：わかりました。
幸子先生：高橋さん、最初に心電図モニターの電極や血圧計のカフ（マンシェット）を装着しますね。

　幸子先生は、てきぱきとモニターを装着して、バイタルサインを確認します。
幸子先生：邦夫先生、血圧は142/78 mmHgです。心電図波形に異常はありません。心拍数は洞調律で（正常に洞房結節でリズムが作られている）、毎分72回、経皮的動脈血酸素飽和度（SpO$_2$）は室内気で97％です。

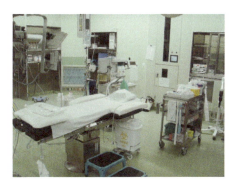

図5.1　手術室

75

幸子先生は、麻酔記録用紙（**図 5.2 ②**）にこれら血圧（収縮期圧と拡張期圧）、心拍数、SpO$_2$の数値を記入し*、静脈路の確保を開始します。

幸子先生：高橋さん、それでは左腕に駆血帯を巻きます。ちょっときつく縛りますよ。

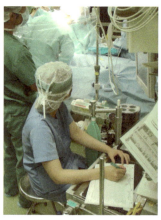

図 5.2 ①　麻酔記録

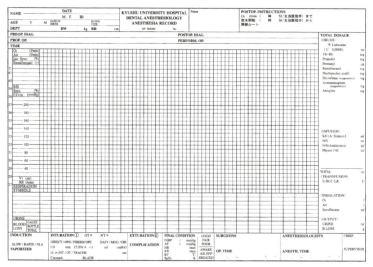

図 5.2 ②　紙媒体の麻酔記録用紙（例）

---

*最近は電子カルテが普及しており、電子カルテの場合、麻酔記録の画面に入力していきます。

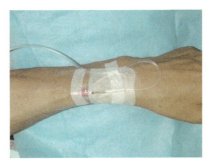

図 5.3 点滴固定の例

　親指を中にして拳を握ってください。それではチクッとしますよ。
　邦夫先生が見ているので、幸子先生は少し緊張気味です。きちんと皮膚に緊張を与え、無事に静脈穿刺しカテーテルを留置できました。看護師さんが手早く手伝って、点滴回路につなぎ、テープで固定をして完了です（**図 5.3**）。

幸子先生：高橋さん、握った手を楽にしてください。点滴ができたので、これから麻酔を始めます。最初にマスクで酸素を吸入します。血圧も1分ごとに測定します。測定のときは、腕に巻いたカフが膨らんで締め付けられる感じがします。

> **まめ知識　麻酔記録の始まり**
>
> 　クッシングは、アメリカの脳神経外科の創始者であり、クッシング病の発見者として有名です。
> 　1894年のことでした。当時のマサチューセッツ総合病院では、医学生が手術の麻酔をすることになっていたそうです。この頃の麻酔は安全性が低く、まだハーバード大学の医学生だったクッシングが初めて麻酔をかけた患者さんは亡くなり、一時は医師の道を断念しようとしたそうです。でも気を取り直し、患者さんにとってよい麻酔をすることを心がけ、親友だったコドマンとどちらがよい麻酔を行ったか競ったそうです。その評価をするために、クッシングとコドマンが麻酔をしていたときに血圧の記録を付けたということが、現在の麻酔記録の始まりと考えられています。患者さんにとってよい麻酔管理を行おうと努力することは麻酔科医にとって最も大切な要素です。その意味でクッシングは最初に麻酔記録を付けたというだけでなく、最初の麻酔科医と考えてもよいと思います。

第 5 章●麻酔導入

幸子先生は自動血圧計の測定時間を 1 分ごとに設定して、流量計で酸素を毎分 6 L に調節して、マスクを患者さんの顔に密着させます。毎分 6 L は、導入時の酸素流量としては一般的な値です。

5.2 薬の投与～鎮痛、鎮静から気管挿管まで

幸子先生：高橋さん、今から麻酔の薬を投与しますが、最初に少し咳が出るかもしれません。また少し胸の辺りが温かくなるかもしれません。ゆっくり呼吸をしていてください。

　　邦夫先生、フェンタニル[*1] を 200 μg ゆっくり投与してください。その後でアトロピン[*2] 0.4 mg もお願いします。

邦夫先生がゆっくりとフェンタニルを静脈路から投与し、その後にアトロピンも投与しました。フェンタニルを投与してから 1 分ほど待って、幸子先生は患者さんに話しかけます。

幸子先生：高橋さん、胸の辺りが温かくなってきましたか。

高橋さん：ええ、少し温かくなってきました。

幸子先生：高橋さん、これから眠くなる薬を投与しますね。眠くなったらそのまま眠っていいですよ。

　　邦夫先生、ミダゾラム[*3] 7 mg を投与してください。

邦夫先生がミダゾラムを静脈路から投与しました。
幸子先生は真剣に患者さんの表情と胸郭の動きを観察しています。睫毛

----

*1 フェンタニル（鎮痛作用）：オピオイド受容体に作用する麻薬性鎮痛薬で、導入時には 2 ～ 4 μg/kg を投与します。静脈内投与後 3 ～ 5 分で強い鎮痛作用を発揮します。排泄半減期は約 3.6 時間。しかし、脂肪に移行しやすく血中濃度も速やかに低下するため作用時間は 30 ～ 40 分です。患者さん（高橋さん）の体重は 88 kg、理想体重は 67 kg です（第 3 章参照）。

*2 アトロピン：副交感神経遮断薬。迷走神経反射（心拍数の低下や血管拡張による血圧低下などをきたす生理的反応）の予防のために、5 μg/kg 程度を投与します。

*3 ミダゾラム：静脈麻酔薬。ベンゾジアゼピン系の催眠鎮静薬で強い健忘作用があります。導入時には、0.1 mg/kg 程度投与します。

に触っても反応がなくなる、つまり睫毛反射*¹ が消失したことを確認して、下顎を挙上し、マスク換気を開始します。

> **詳細解説 ▶ 肥満患者さんへの薬物投与量の決め方**
>
> 　薬物投与量を決める根拠として最もよく利用されるのは体重です。しかし極端な肥満患者さんの場合に、体重あたりで計算して投与量を決めると、量が多くなりすぎます。
> 　その患者さんの理想体重に基づいて決めれば安全です。実際には、使用する薬剤に応じて実体重と理想体重、それぞれで算出した値の間で投与量を決めています。

幸子先生：邦夫先生、ロクロニウム*² 50 mg を投与してください。お願いします。

　邦夫先生がロクロニウムを投与すると、幸子先生は患者さんの前腕に装着した筋弛緩モニター（TOFモニター）*³（**図 5.4**）をスタートさせました。幸子先生が、1 分間ほどマスク換気を行っている間に、筋弛緩モニターによる電気刺激での母指の動きは徐々に小さくなって、数値も小さくなってきました。血圧は徐々に低下してきて、このときの血圧は 102/65 mmHg、心拍数は毎分 60 回でした。

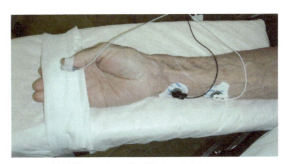

図 5.4　筋弛緩モニター（TOFモニター）

---

*1 **睫毛反射**：覚醒しているときに睫毛（まつげ）に触れると、まばたきをします。これを睫毛反射といいます。麻酔によって、この反射が低下します。睫毛反射は、意識を消失しているかどうかの指標になります。

*2 **ロクロニウム**：非脱分極性筋弛緩薬。気管挿管時には咳や体動を予防するために 0.6 〜 0.9 mg/kg 程度投与します。

*3 **筋弛緩モニター（TOFモニター）**：p.113 参照

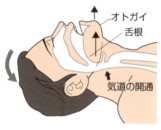

図 5.5 オトガイが上がると舌根部が上がる

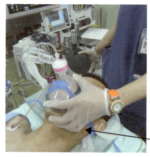

図 5.6 マスク換気
片手でマスクを密着させ、下顎挙上・頭部後屈を維持。もう一方の手でバッグを握って、酸素を送り込む。

 マスク換気のコツ

邦夫先生

　夏樹君と裕子さん、マスク換気のコツは下顎を前に出してオトガイがしっかり挙上されることです（**図 5.5**）。この操作でオトガイ舌筋を介して舌根部が引き上げられて気道が通るようになるのです。オトガイ舌筋とは、下顎骨のオトガイと舌をつなぐ筋肉で、オトガイが挙上されるとこの筋を介して舌が引き上げられます。

　下顎は薬指と小指を下顎角にかけて引き上げ、中指を加えた 3 本で持ち上げるようにします。マスクは残りの親指と人差し指でしっかり顔に密着させるようにします（**図 5.6**）。

5.3 喉頭展開から気管挿管へ

幸子先生：邦夫先生、電気刺激による筋収縮がなくなったので、喉頭展開して気管挿管します。

邦夫先生：どうぞ。それから喉頭展開のとき、夏樹君と裕子さんに幸子先生の右の肩越しに、声門を見せてあげてくださいね。

幸子先生：はい。

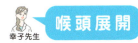
喉頭展開

　幸子先生は患者さんの口を右手の親指と人差し指を交差させるようにして開かせ、舌の右側から喉頭鏡のブレードを咽頭に差し入れました（**図5.7**）。そして舌を左に圧排してよけながらブレードの先端を喉頭蓋の上の喉頭蓋谷に進めました。幸子先生が喉頭鏡全体を押し上げるようにすると声門が見えました（**図5.8**）。

幸子先生：夏樹君と裕子さん、交代で咽頭腔をのぞいてみて。声門が見えるかな。
夏樹、裕子：あっ、あれですね。見えました。

　裕子も夏樹と交代して幸子先生の右肩越しにのぞき込み、声門を確認しました。

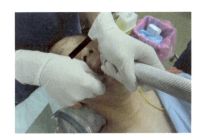
図5.7　ブレードの挿入

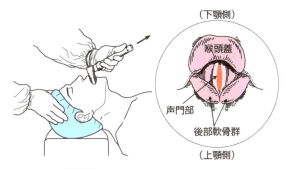
図5.8　喉頭展開
喉頭鏡を前上方に持ち上げる（喉頭展開と呼ぶ）と、声門が見えてくる。

気管挿管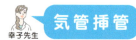

　邦夫先生が幸子先生の右手に気管チューブを渡すと、幸子先生は声門から目を離さずに気管チューブを、チューブのマーカーライン（p.59 図4.6参照）まで声門部を越えるまで挿入しました（図5.9）。

　口角のところでしっかりとチューブを保持したまま、ブレードを口腔外に引き抜いてバイトブロックを咬ませると、邦夫先生が気管チューブのカフに空気を注入しました。

　幸子先生が気管チューブを蛇管に接続し、バッグを押して換気するとそれに合わせて胸郭が動くことが確認できました。またモニター上で、呼気の二酸化炭素の波形が確認できました。

　そこで、幸子先生は気管チューブを右の口角にテープで固定し、バッグを押して換気しながら、左右の肺野を聴診して換気に左右差がないことを確認しました。また上腹部も聴診して胃泡音が聞こえないことも確認し、人工呼吸器を作動させました。

 邦夫先生の補足
気管チューブが気管分岐部を越えて深く挿入されていると、片方の肺だけが換気されます。左右差がないということは、気管チューブの位置が深すぎないということになります（図5.10）。
胃泡音が聞こえるときは食道に挿管されていることを意味するため、換気時に胃泡音が聞こえないことも確認します。

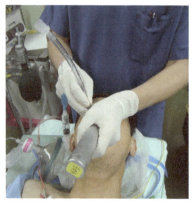

①気管チューブの挿入

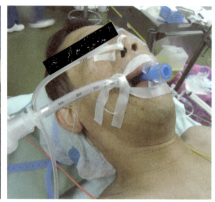

②気管挿管後

図5.9　気管挿管

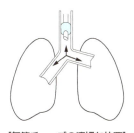
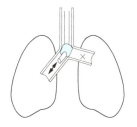

［気管チューブの適切な位置］　［気管チューブが深く入りすぎた場合］
　　左右の肺で換気　　　　　　　　　右肺のみが換気される

図5.10　片肺挿管

Pick up 新しい挿管補助器具

　エアウェイスコープは、頸部を過度に伸展することなくブレードを挿入し、ブレードの先端で喉頭蓋を持ち上げるようにして操作します。モニター画面から声門部を観察しながら、挿管することができます（**図5.11**①）。エアウェイスコープのモニター画面には十字型のターゲットマークがあるので、それを声帯に合わせて気管チューブを進めます（**図5.11**②③）。

　近年、マックグラス（McGRATH）（**図5.12**）という器具も普及しています。通常の喉頭鏡のようにブレードを挿入しますが、モニターから声門を観察しながら操作できます。マックグラスは、エアウェイスコープと同

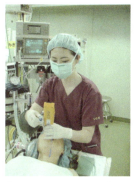
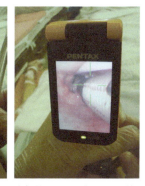

①エアウェイスコープの挿入　②手元の画面で声門を確認　③気管チューブの挿入（気管挿管）

図5.11　エアウェイスコープ

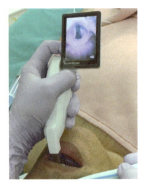

図 5.12　マックグラス

様にブレードがディスポーザブルです。エアウェイスコープではブレードの右側面にグルーブという溝があり、そこに気管チューブを装着して使用します。一方マックグラスは、気管チューブと別々に操作できるのが利点です。

5.4　人工呼吸器の設定および酸素流量の設定

　換気設定とその他

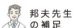　邦夫先生の補足

①最初の換気設定は、1回換気量 600 mL、呼吸回数は毎分 10 回にしました。気道内圧がピークで 15 cmH$_2$O であるのを確認しました。また、肺胞の虚脱を防ぐために、呼気相でも 5 cmH$_2$O の圧がかかるように設定しました（PEEP*）。

換気は体重 1 kg あたり 6～8 mL で、気道内圧が 12～20 cmH$_2$O を目安に設定します（p.92 参照）。

②さらに酸素流量を毎分 1 L、空気流量を毎分 2 L に設定しました。セボフルランの気化器の目盛りを調節し、濃度を 1％にして、投与を開始しました。

セボフルラン：血液ガス分配係数が小さく（血液に溶けにくく）調節性のよい揮発性吸入麻酔薬です。

＊**PEEP**：Positive End-Expiratory Pressure。人工呼吸器を用いた陽圧換気では肺胞虚脱が生じやすいので、それを防ぐために呼気相でも 3～10 cmH$_2$O の陽圧をかけること（p.93 参照）。

5.5 麻酔導入に使った薬剤についてのまとめ

③ここでバイタルを確認して、血圧は 110/68 mmHg、心拍数は毎分 64 回でした。 ④左右の瞳孔が縮瞳していて、その径にも 左右差がないことを確認して眼球保護の シールを貼りました。

> 麻酔導入後の血圧は覚醒時（麻酔導入前）の 1 ～ 2 割減程度、もしくは平均血圧で 60 ～ 70 mmHg 程度を目安にします。心拍数も覚醒時よりはやや少なくなります。

> 瞳孔は交感神経刺激や副交感神経遮断状態で散瞳します。瞳孔不同は、生理的なものもありますが、脳梗塞や脳出血が原因のこともあるので、瞳孔不同がないことを確認します。

　このとき、看護師さんが導尿用のバルーンカテーテルを留置しました。

邦夫先生：順調ですね。さあ、あとは体位を取りましょう。

幸子先生：わかりました。

⑤整形外科医と協力して、手術操作がしやすいように右上肢を台において体位取りは完了しました。

> 右上腕骨の骨折の際に入れた固定プレートの除去が手術の内容です。

　術者の整形外科医は手洗いに行きました。この時点で、血圧は 101/62 mmHg、心拍数は毎分 58 回でした。呼気の二酸化炭素分圧* は 28 mmHg だったので、幸子先生は、呼吸回数を 8 回に減らしました。

5.5　麻酔導入に使った薬剤についてのまとめ

幸子先生：さあ、準備が整って、麻酔導入と体位取りが終わって、やっと落ち着いたわ。夏樹君と裕子さん、声門はちゃんと見れたかな。

夏樹：ありがとうございました。ちゃんと見えました。

幸子先生：何かわからないことがあったら、何でも聞いてちょうだい。

***呼気の二酸化炭素分圧**：動脈血二酸化炭素分圧（$PaCO_2$）の正常値は 40 mmHg です。呼気の二酸化炭素分圧は、吸気も混ざり動脈血と比較して数 mmHg 低くなるので、35 mmHg 程度を目安にします。低くなりすぎた場合は換気量や換気回数を減少させて調節します。

85

A. 使用薬剤とその目的

裕子：使った薬剤について教えてほしいのですが。

幸子先生 ― 麻酔導入時の薬について

　麻酔は、意識を消失させるだけでなく、痛みをとることが重要です。喉頭展開と気管挿管は、すごく痛みが強い操作です。ですから、意識を消失させる麻酔薬以外に鎮痛薬が必要になります。また、気管にものが入ったら、たとえご飯粒1つでも、ふつうは咳がすごく出て、むせてしまうでしょう。だから気管挿管したときも、大きな咳が出たり、身体が大きく動かないようにもしないといけないのです。そのため筋弛緩薬も使用します。

　今日は、麻酔薬として**ミダゾラム**という静脈麻酔薬と挿管後から**セボフルラン**という吸入麻酔薬を使用しました。鎮痛薬が**フェンタニル**、筋弛緩薬が**ロクロニウム**という薬剤です。それと、フェンタニルを使用すると交感神経系が強く抑制されて、徐脈*になりやすいから**アトロピン**という副

表5.1　麻酔導入時の薬の一覧

静脈麻酔薬	主に導入時の意識消失のために使用します。鎮痛作用は強くありません。 ● 超短時間作用型バルビツレート（チオペンタール、チアミラール） ● ミダゾラム ● プロポフォール（麻酔維持にも使用） ● ケタミン（鎮痛作用もある）
吸入麻酔薬	主に麻酔維持の意識消失のために使用します。鎮痛作用は強くありません。 ● セボフルラン（緩徐導入の意識消失にも使用） ● イソフルラン ● デスフルラン
麻薬性鎮痛薬	強い鎮痛作用があり、気管挿管時の侵襲を抑えます。 ● フェンタニル ● レミフェンタニル
筋弛緩薬	筋肉を弛緩させ、気管挿管時の咳や体動を抑えます。 ● ロクロニウム
副交感神経遮断薬	迷走神経反射による著しい徐脈や心停止を予防します。 ● アトロピン

5.5 麻酔導入に使った薬剤についてのまとめ

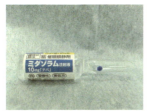
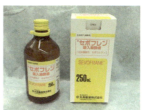

ミダゾラム
（静脈麻酔薬。意識消失）

セボフルラン
（吸入麻酔薬。意識消失）

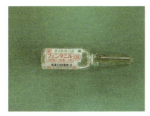
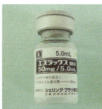
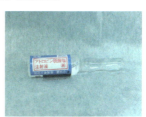

フェンタニル
（麻薬性鎮痛薬）

ロクロニウム
（筋弛緩薬）

アトロピン
（副交感神経遮断薬）

図 5.13　使用麻酔薬のいろいろ（導入時）

交感神経遮断薬も併用しました（**表 5.1**、**図 5.13**）。

　今、この患者さんは、ミダゾラムの作用もまだ残っていますが、基本的には吸入麻酔薬のセボフルランを吸入させて麻酔を維持します。それから鎮痛にはレミフェンタニルを手術侵襲に応じて調節して行うつもりです。筋弛緩薬はこの手術ではもう必要ないので、これ以上は投与しません。

Pick up　MAC と MAC awake

　皮膚切開を加えた際に、半数の人が体動するときの吸入麻酔薬の濃度をMAC（最小肺胞濃度：Minimum Alveolar Concentration）と呼び、吸入麻酔薬の強さの指標（厳密には鎮痛の指標）にします。ちなみに、成人ではセボフルランは1.5〜2.5％程度、イソフルランは1〜1.3％程度、デスフルランは5〜7.5％程度です。ただし、これは年齢によっても異なります。乳幼児は吸入麻酔薬が効きにくく、逆に高齢者は吸入麻酔薬が効きやすくな

＊**徐脈**：心拍数が減少している状態。

ります。

　十分に鎮痛がされていれば麻酔維持に 1MAC の濃度は必要ありません。また、半数の人が覚醒するときの濃度のことを MAC awake と呼びます。セボフルランで 0.6％、イソフルランで 0.3 〜 0.4％程度です。刺激しないように気をつけて静かに覚醒を待つ場合は、呼気の吸入麻酔薬濃度がその半分くらいの値になると覚醒してきます。

B. 薬の投与の順番

裕子：投与していく順番はどのようにして決めるのですか。
幸子先生：復習すると、今日はこんな感じだったわよね（**図 5.14**）。
　　麻酔導入で最も危険な時間帯は、患者さんが意識消失してから気管挿管されて気道が確保されるまでなの。この間に嘔吐したら誤嚥したり、気道閉塞してしまう可能性が高いの。だからといって、意識があるうちに筋弛緩薬が効いてしまったら、意識があるのに体が動かなくなるから、患者さんにとっては金縛りのように感じられてすごく怖いわけ。だから、意識がなくなってから筋弛緩薬は投与するようにしているわ。筋弛緩薬のロクロニウムは投与してから 1 分半くらいで効いてくるから、それから気管挿管するわけなの。鎮痛薬のフェンタニルは 3 〜 5 分で効いてくるのだけど、喉頭展開や気管挿管のときにしっかり効いていてほしいから、最初に投与したわけ。わかったかな。
裕子：よくわかりました。

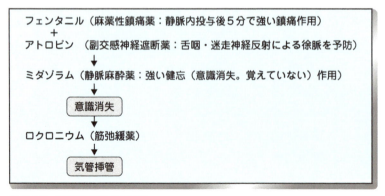

図 5.14　麻酔薬の使用の順番

> **まめ知識　筋弛緩薬**
>
> 　筋弛緩薬の起源は、アマゾン川流域に住んでいたインディオが矢毒として用いていた「クラーレ」にさかのぼります。マチン科やツヅラフジ科の低木の根、樹皮、葉にクラーレを含むものがあります。インディオたちは得られたクラーレを吹き矢の先端に塗って密林の中で獲物を捕っていました。この矢毒であるクラーレの特徴は、胃腸から吸収されないことです。そのため捕った獲物を問題なく食べることができました。
>
> 　コロンブスのアメリカ大陸発見の後、多くの探検家がアマゾンを訪れ、クラーレはヨーロッパへ伝えられます。しかし、その作用機序が明らかにされるには長い時間を要しました。1935 年にはキングによってクラーレの化学構造が明らかにされ、レーヴィやデールやその仲間のアセチルコリンに関する研究から、1950 年にはクラーレがアセチルコリンの作用を阻害していることが証明されました。筋弛緩薬としてのクラーレの麻酔への応用は、1942 年グリフィスとジョンソンによって初めて成功しました。その後、現在日本で使用されているロクロニウムなども含め、多くの筋弛緩薬が開発されました。

C.　その他の麻酔薬や麻酔導入方法

夏樹：ほかにも麻酔薬や麻酔導入方法はあるのですか。

幸子先生：意識消失をさせる薬剤としては、静脈から投与するもので**チオペンタール**や**チアミラール**のようなバルビツール酸がよく使われていたわ。最近は**プロポフォール**がよく使用されているわね。吸入麻酔薬では、セボフルランがよく使われるわ。イソフルランやデスフルランは気道刺激作用が強いので導入には向かないわね。鎮痛薬はやはりフェンタニルと**レミフェンタニル**がよく使用されるわね。筋弛緩薬はロクロニウムがよく使用されていて、スガマデクスという薬でその作用が打ち消せるわ。

　そして麻酔導入についてだけど、今回のように静脈から薬剤を投与して麻酔導入する方法を「**急速導入**」というの。このほかの導入方法として、静脈路を確保しにくい小児や乳幼児では、吸入麻酔薬をマスクで投与して導入する「**緩徐導入**」という方法があるわ。また緊急手術で食事をしてから時間があまり経っていないフルストマックという

状態（胃の中に未消化の食べ物が入っている）の症例や、妊婦さんの場合には、麻酔薬と筋弛緩薬をほぼ同時に投与して、輪状軟骨を押さえた状態で（嘔吐による誤嚥を予防）、換気せずに筋弛緩薬が効いたらすぐに挿管するという「**迅速導入**」という方法もあるの。

それから導入方法じゃないけど、麻酔の維持にも、吸入麻酔薬を一切使用せずに静脈麻酔薬だけで行う、TIVA（完全静脈麻酔）という方法もあるのよ。

詳細解説 ▶ 完全静脈麻酔：TIVA

以前は、吸入麻酔薬を使用しない麻酔法として、強力な神経遮断薬であるドロペリドールと麻薬性鎮痛薬であるフェンタニルとの組み合わせで、患者さんの意識を残したまま周囲に対して無関心で無痛を得るニューロレプト鎮痛法（NLA：Neurolept Analgesia）が行われていました。

しかし、静脈内投与する薬剤はそれぞれの患者さんでその作用に個体差が大きいこと、また調節が難しいこと、副作用などから、

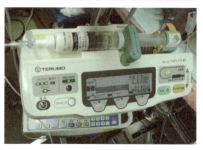

図　プロポフォールの注入用シリンジポンプ

麻酔の維持には吸入麻酔薬が全身麻酔の中心的役割を果たして来ました。近年、代謝が早く、蓄積性が少ない静脈麻酔薬であるプロポフォールが登場したことによって、酸素以外は静脈内に投与する薬剤だけで全身麻酔ができるようになりました。ただし、プロポフォールは鎮痛作用がないので、鎮痛薬の併用は必須です。

吸入麻酔薬を一切使用せずに、麻薬性鎮痛薬との併用でプロポフォールを持続投与して麻酔を維持する麻酔方法を完全静脈麻酔（TIVA：Total IntraVenous Anesthesia）といいます。吸入麻酔薬を使用した場合には環境汚染が問題になりますが、TIVAではそのような問題はなく、注入するシリンジポンプがあれば気化器さえ不要です。最近は薬剤の分布モデルからコンピューターで血中濃度を予測して制御して注入できるシリンジポンプも使用されています（**図**）。つまりシリンジポンプに患者さんのデータと目標の血中濃度を入力すると自動的にその濃度になるように自動制御で薬液が注入されるというわけです。このシステムをTCI（Target Control Infusion）と呼びます。

しかし、欠点もあります。吸入麻酔薬は年齢などの患者さんの背景が同じであればその効果にばらつきが少ないのですが、プロポフォールは個体差が大きくなります。また、吸入麻酔薬は気化器を調節して一定の濃度を吸入させることができますし、呼気の濃度をモニターすることで肺胞内濃度を評価することができます。それに対してプロポフォールでは実際の血中濃度をその場で測定することはできません。設定した血中濃度と実際の血中濃度が20〜30%ずれることもあります。麻酔深度はBISモニターを用いて評価することが勧められます。

5.6 麻酔中の換気について

夏樹：あと、呼吸管理について教えてほしいのですが、よろしいですか？

幸子先生：呼吸管理？　そうね、麻酔中の換気はとても大切ね。夏樹君は安静にしているとき、1分間に何回ぐらい呼吸するかな？

夏樹：だいたい15回くらいでしょうか？

幸子先生：そうね。いい線ね。そうしたらそのときは、どのように空気を肺に取り入れているかしら？

夏樹：胸郭を膨らませるか、横隔膜を引き下げて、胸腔を陰圧にして空気を取り入れています。

幸子先生：そうね。それではこの患者さんの場合は、どうかしら？

夏樹：この蛇管とチューブを通して吹き込んでいるんですよね。

幸子先生：その通りよ。人工呼吸器で圧をかけて1回分ずつ吸気を押し込んでいるわけなの。だから陽圧換気というのよ。通常の呼吸は吸気の陰圧のところに吸い込んだ空気も血液も集まるのだけど、陽圧換気では吸気を押し込んだ圧が高いところには血液が来にくいの。だから酸素を取り込む効率が落ちてしまうわけなの。導入中は換気できないようなことが起こっても時間がかせげるように、酸素100％か、少なくとも80％くらいを投与して、維持のときでも40％くらいの酸素濃度で換気するのよ。

A. 換気量の設定

幸子先生：次に、1回換気量の設定なんだけど、設定にあたっては、呼吸は酸素を取り入れる面と、二酸化炭素を排出する面の両方があるという点を考慮しなきゃいけないの。たとえば、換気量が多すぎる状態、つまり過換気では低二酸化炭素血症になって脳血流量が減少するし、体液のpHが上昇するアルカローシスになってしまうの。そして、換気量が少なすぎると、高二酸化炭素血症で脳血流量が増加するし、体液のpHが低下するアシドーシスになったり、低酸素血症になってしまうの。

第5章●麻酔導入

　　また、1回の換気量が大きいと気管や気管支、肺胞での圧、これを気道内圧というのだけど、この圧が大きくなって過膨張する部分ができたり、少なすぎると膨らまない肺胞ができてしまうのよ。でも、どんなに上手に調節しても麻酔中の陽圧換気ではどうしても膨らみの悪い部分ができてしまうの。またきちんと膨らんだところにちゃんと酸素を受け取る血液が来ないこともあるわけ。そこで吸入するガスの酸素濃度を少し上げて、低酸素血症にならないようにしているの。

夏樹：それで空気に酸素を混合させているのですね。

幸子先生：そうよ。実際に設定する場合には、肥満がなければ、通常は8 mL/kgで毎分10回を目安に設定するの。この患者さんの身長に合わせてBMIが22になるようにすると理想体重は67 kgだから、それから計算すると1回換気量は約540 mLになるの。でも、実体重は88 kgなので少し多めにして、600 mLに設定したの（**図5.15**）。

　　呼吸回数は、動脈血の二酸化炭素分圧が40 mmHgで、カプノグラフィー*の呼気二酸化炭素分圧は少し低めに表示されるから、35 mmHg（p.85注釈参照）程度になるように設定するの。でも心拍出量が低下したときなどは、呼気二酸化炭素分圧はさらに低く表示されるので注意が必要だけどね。この患者さんの場合は肥満があるので、

- 通常：1回換気量（8 mL/kg）を毎分10回

- 高橋さんの身長175 cm、体重88 kg
  BMI = 28.7　←　軽度肥満

  理想体重　1.75 × 1.75 × 22 = 67 kg
  　　　　　　　↑
  　　　　　高橋さんの身長

- 高橋さんの1回換気量は
  8 mL × 67 = 536　→　約540mL　→　600 mL

- PEEPを5 cmH₂Oかける。

図5.15　高橋さんの場合の換気設定

---

*カプノグラフィー：カプノメーターを用いて呼気ガス中の二酸化炭素分圧を持続して測定することをいいます。

ちょっと少なめに設定しているのよ。ほら、ここの人工鼻につないだチューブから呼気をサンプリングして分析しているのよ（p.66 図 4.18 参照）。

今回は 1 回換気量で設定して換気していて、この換気様式を**従量式**というの。気道内圧を決めて換気する方法もあって、これを**従圧式**と呼ぶの。

また、人工呼吸器を用いて陽圧換気しているときは肺胞の虚脱が生じやすいので、呼気相でも 3 〜 10 cmH$_2$O の圧をかけて肺胞虚脱を防ぐようにするの。このことを PEEP（Positive End-Expiratory Pressure）と呼ぶのよ。高橋さんは肥満があり横隔膜が腹圧で押し上げられているし、背側は肺自身の重みや心臓の重みでつぶれて虚脱しやすいの。だから PEEP を 5 cmH$_2$O で設定したのよ。

夏樹：呼吸の設定にもいろいろな基本があるのですね。

B. リクルートメント

幸子先生：それから麻酔導入中の喉頭展開や気管挿管の際には肺胞が虚脱してしまうのよ。風船を膨らませるときのことを考えてもらうといいけど、風船は最初に少し膨らませるまでにかなり強い吹き込みの力が必要でしょ。これと同じで肺胞は一度潰れてしまうとまた膨らませるときに高い圧が必要になるの。そのままの陽圧換気の圧では潰れたままになることがあるわけ。肺胞が潰れるとその肺胞にきた肺動脈血は酸素を受け取れないままに左心房に戻ることになってしまう。そこで、気道に陽圧をかけて潰れた肺胞を再び膨らませるという操作をするわけ。この操作をリクルートメントというの。

夏樹：へー、具体的にはどうするのですか？

幸子先生：これまでは、バッグを押して高めの圧を数秒間かけることで肺胞を拡げていたのだけれど、最近は従圧換気で吸気圧と PEEP を 5 呼吸で 5 cmH$_2$O ずつ上げて、PEEP が 15 cmH$_2$O から 20 cmH$_2$O になるまで上昇させ、その後また 5 呼吸で 5 cmH$_2$O ずつ下げるという方法が一般的になってきているかな。

でも、リクルートメントで気道内圧を上げると胸腔の内圧が上昇す

第 5 章 ● 麻酔導入

るので、身体を巡って戻ってくる静脈血が減って血圧が下がってしま
うの。注意しないとね。

夏樹：いろいろ難しいのですね。

詳細解説 ▶ Protective Lung Ventilation：肺を保護する換気のコツ

　肺へのダメージを少なくする換気方法です。肺胞は、過膨張させたり、虚脱と再膨張を繰り返すと障害を受けます。そこで換気量はなるべく少なく、理想体重に対して 6 〜8 mL/kg を目安にして、PEEP を 5 cmH$_2$O 程度付加します。

　また酸素は、生命を維持するために必要ではありますが、肺胞内での濃度が高くなりすぎると酸素が吸収されることで肺胞が潰れやすくもなります。これを absorption atelectasis（吸収性の無気肺）といいます。健常者でも 24 時間 100％酸素を吸入し続けると胸が痛くなるそうです。この他、活性酸素も問題です。酸化ストレスを少なくするには吸入酸素濃度を上げすぎないことも重要です。最近では、麻酔導入時や覚醒時でも吸入酸素濃度をあげすぎないようにする麻酔科医が多くなっています。また、上げるにしても挿管のときや抜管のときの短時間だけにしているようです。呼気の二酸化炭素分圧は、脳外科手術などやもやもや病などの特殊な病態の患者さんを除いて、動脈血中の二酸化炭素分圧が 40 mmHg という正常な圧になるように保つことを意識します。

まとめ　麻酔導入には意識を消失させる麻酔薬と侵襲刺激を抑える鎮痛薬、それから咳や体動を抑える筋弛緩薬を使用します。
　麻酔導入では、第一に意識消失から気管挿管までの時間が短いこと、第二に単に降圧薬などで血圧をコントロールするのではなく、きちんと侵襲刺激を抑えて循環動態を安定させることが大切です。
　麻酔導入方法で一般的なのは静脈から投与する薬剤を主に使用する急速導入（rapid induction）ですが、吸入麻酔薬で緩徐に導入（slow induction）する方法もあります（昔はハロセンを使用していましたが、今はセボフルランを用いてかなり速く導入できるようになったため、緩徐（slow）という言葉を使わない麻酔科医も増えています）。また緊急症例では迅速導入（rapid sequence induction）という方法も行います。
　陽圧換気では 1 回換気量を抑えて PEEP を付加することと、吸入酸素濃度を抑えること、適切にリクルートメントを実施することなどがポイントです。

第6章

麻酔管理❹

麻酔維持

この章で学ぶPoint

手術侵襲が加わっている状況下では、痛みに対して十分な鎮痛を行うことが重要です。また、全身麻酔下で、患者さんは呼吸や循環などを調節することができません。血圧や心拍数だけではなく、体温や尿量、出血量などを指標にして、患者さんの呼吸・循環・代謝・栄養までしっかり管理すること、そして術者が手術を行いやすいように配慮することが大切です。

　無事に麻酔導入が済み、邦夫先生はいったん手術室を出て行きました。他の手術室で、滞りなく麻酔と手術が進んでいるか確認に回ったのです。幸子先生は電子カルテに入力しながら、手術で助手を務める整形外科の先生がイソジンという消毒液で手術部位周囲の消毒をするのを見ています。

　そこに執刀医の牛田先生が手術室に入ってきました。

牛田先生：おはよう、幸子先生。おや、かわいいお弟子さんがいるね。

幸子先生：おはようございます。牛田先生、今日もよろしくお願いします。

牛田先生：今日は骨を固定しているプレートを外すだけだから、あまり迷惑はかけないよ。

幸子先生：期待しています。

　牛田先生は手洗いのために手術室を出て行きました。

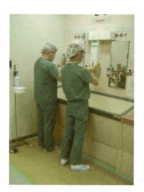

術者の手洗いの様子

6.1 循環管理

夏樹がこっそり幸子先生に尋ねます。

夏樹：幸子先生、整形外科の牛田先生が「迷惑」と言ったのは、どういう意味ですか。

幸子先生：ああ、それは、手術で大量の出血があったり、手術時間が予定よりも長くなってしまうと、麻酔科医の仕事が増えるから、「迷惑をかける」と言うのよ。整形外科の手術では骨を扱うことが多いので、ときどき出血量が多くなることがあるし（骨の中の動脈からの出血は止めにくいのです）、予定よりも手術時間が延びることはしょっちゅうだわ。

裕子：出血量が増えると、麻酔管理が大変になるのですか。

幸子先生：もちろんそうよ。麻酔の基本は、肉体的・精神的苦痛を取り除くことと、呼吸・循環を適切に保って身体の隅々まで酸素が届けられるようにすることでしょ。肺で取り込まれた酸素は血液を介して全身に運ばれるから、出血が多くなれば、循環血液量が減って循環管理が難しくなるわね。循環管理では、循環血液量を適切に保って、血圧も参考にしながら、各臓器に適切な量の血液が流れるように維持することが重要ね。

血圧の管理

　血圧を下げれば、動脈性の出血は減らすことができます。ただし、あまり下げすぎると血流が隅々まで行き渡らなくなって、十分な酸素が各組織に運ばれなくなってしまうので、大問題です。

　吸入麻酔薬や静脈麻酔薬の多くには、血管拡張作用があるので、ただでさえ麻酔中は血圧が下がりやすくなります。その上に出血が多くなれば、循環する血液量が少なくなって、心臓から拍出する血液量も減少して血圧がさらに低下してしまいます（図6.1）。そこで、輸液や輸血を行って循環血液量を保つようにするのです。だから、麻酔科医は出血が増えると忙しくなります。このほか、潰れた肺胞を拡げるためのリクルートメントも胸腔内圧を上げてしまうため、心臓への血液の戻りが少なくなって血圧が下がってしまいます（前章参照）。

　そこで、どのくらいの血圧に保てばいいかですが、脳の血流には自動調節機能があって、平均血圧*が70〜150 mmHgの範囲で一定に保たれるようになっています。ですから、出血を少なくしてかつ脳血流を維持するためには、平均血圧を70 mmHg前後（60 mmHg以上）で一定に保つといいのです。ただし、高齢者や高血圧のある患者さんでは、その程度によって動脈硬化などで血液の循環が悪くなって調節性が低下するので、それよりも少し高めに維持するようにします。

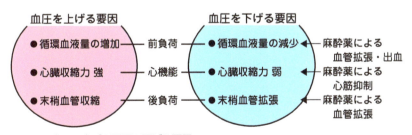

図6.1　血圧を上げる要因と下げる要因

＊**平均血圧**：動脈圧の1周期あたりの平均値。簡易的には、
　平均血圧＝脈圧/3＋拡張期血圧、脈圧＝収縮期血圧－拡張期血圧
　で計算されます。モニターでは、109/65（74）のように、（　）で表示されます（p.68 図4.22参照）。

詳細解説 ▶ 脳血流に影響する因子

脳血流には自動調節能があって、平均血圧が70〜150 mmHgの範囲で一定に保たれます（**図1**）が、血圧以外に二酸化炭素分圧も大きく影響します。動脈血二酸化炭素分圧（$PaCO_2$）が低下すると脳血流は低下し、上昇すると脳血流は増加します。この脳血流の二酸化炭素分圧に正比例した変化は二酸化炭素分圧が20〜80 mmHgの範囲で認められます（**図2**）。また動脈血酸素分圧（PaO_2）が60 mmHg以下の低酸素血症状態では、酸素分圧の低下の程度に応じて急激に脳血流量は増加します（**図3**）。

頭蓋内には、脳実質と脳脊髄液に加えて血液がおよそ8:1:1の割合で存在します。血液量の低下は脳虚血の可能性が増加するため、よくありません。しかし、血液量の増加は頭蓋内圧を増加させます。高度の頭蓋内圧の上昇は、脳実質の一部が頭蓋腔内からはみ出す脳ヘルニアを引き起こす可能性があります。

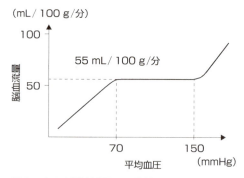

図1　血圧と脳血流量との関係

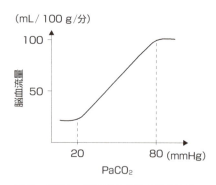

図2　動脈血二酸化炭素分圧と脳血流量との関係

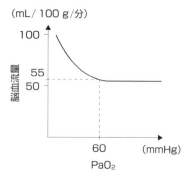

図3　動脈血酸素分圧と脳血流量との関係

●心拍数

裕子：心拍数はどのくらいに維持すればいいのですか？

幸子先生：そうね、血圧だけではなく心拍数も重要ね。心拍数は 50 〜 80 回/分で維持するの。頻脈の原因としては、鎮痛不十分による交感神経反射や、循環血液量の低下などが考えられるわ。頻脈になると、それだけ心筋の酸素消費が増加するでしょう。そして心筋に酸素を運ぶ冠動脈は心室が拡張するときに血流が流れるので、頻脈になるとそれだけで冠動脈の血流は減少するから、心筋が酸素不足の状態（心筋虚血）に陥りやすくなるのよ。

Pick up 循環血液量の減少の影響

　短時間の血流減少でも、心臓や脳組織にとっては大きな影響があります。腎臓は体液量や電解質の調節をしたり、老廃物の排泄をしているけれど、血管内容量に対して相対的であっても循環血液量が減少すると腎血流も減少します。すると尿量が少なくなって腎臓に負担がかかり、腎障害を来すこともあります。

　肝臓は薬剤の代謝に関わりますが、循環血液量が減少すると肝臓の血流も減少します。そのため肝障害を来すこともあります。どちらも障害が出るまで悪くならなくても、薬剤の排泄が遅れて作用が遷延したりします。

6.2 輸液管理

夏樹：準備の時におっしゃっていた輸液について教えてください。

幸子先生：ひとことで輸液って簡単にいうけど、そんなにすぐに教えられるものでもないのよ。いろいろと難しいの。そうね。まず、輸液は何のためにするか、わかってる？

夏樹：足りない水分や電解質などを補うために点滴するんですよね。手術に対しては、術中出血や水分喪失の補正、血圧調節、血管確保などでしょうか？

幸子先生：足りない水分……、そうね。では、まず、体内の水分バランスの話から始めるわね。

A. 体内の水分バランス

幸子先生：成人では体重の何％が水分か知っている？

夏樹：たしか男性で約60％、女性で約50％だと思います。

幸子先生：それでは成人男性ではそのうちの何％が細胞内にあって、何％が細胞外にあるかわかる？

夏樹：えーっと、細胞内が40％で、細胞外が20％だったと思うのですが、自信ありません。

幸子先生：ちゃんと合っているわよ。それでね、細胞外の水分のうち血管の中に5％の水分があるわけ。たとえば60 kgの人なら血管の中の水分、つまり血液中の水分は3 kg、約3 Lになるの（**図6.2**）。

裕子：血液は体重の12〜13分の1程度だと習ったのですが、そうすると、60 kgの人なら血液は5 kg近くあって、血液の比重を1として計算すれば5 L近くあるのじゃないですか？

夏樹：裕子ちゃん、それは血球成分があるからだよ。血液は水分だけじゃないから。

幸子先生：その通りよ。よくわかっているわね。血液は、固体成分と液体成分とに分かれるのよ。

血液を細い管に入れて遠心分離して固形成分と液体成分に分けたと

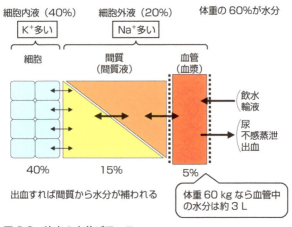

図6.2 体内の水分バランス

きの、全体に対する固形成分の割合（％）をヘマトクリット（Ht）と呼ぶのよ。固形成分のほとんどは赤血球なんだけど、たとえば貧血の人は、この赤血球が少ないからヘマトクリットの値が小さくなるの。

裕子：なるほど。

B. 輸液製剤の選び方

幸子先生：細胞内と細胞外では液体成分がどう違うか、わかる？

裕子：細胞内はカリウムイオン（K$^+$）の濃度が高くて、細胞外はナトリウムイオン（Na$^+$）と塩素イオン（Cl$^-$）の濃度が高いのですよね（**図6.2**）。

幸子先生：よく知っているわね。では次に輸液製剤について説明するわね。

水分の移動と輸液製剤

輸液製剤も、大別すると生理食塩水やリンゲル液*のようにナトリウムイオンと塩素イオンの割合が大きい細胞外液の組成に近い製剤と、ナトリウムイオン濃度が低い、どちらかと言えば細胞内の組成に近い製剤に分けられます（**図6.3**）。

たとえば生理食塩水を1L輸液すると、細胞膜は半透膜なので、電解質

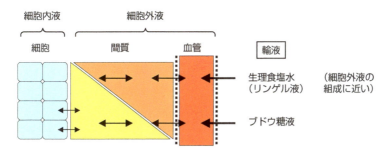

▶生理食塩水は血管内と間質に分布 ⇒ 循環血液量が増加
▶ブドウ糖液は、血管内と間質以外は細胞内にも分布 ⇒ 電解質を含まない自由水の補給

図6.3 体内の水分の移動

＊**リンゲル液**：塩化ナトリウム（NaCl）のほかに、カリウム（K）やカルシウム（Ca）を加えたもの。最近はマグネシウム（Mg）を添加した製剤もあります。

の透過性が低くて、ナトリウムイオンや塩素イオンは簡単に通過できないから細胞内にはなかなか移動しないの。細胞外のスペースに均等に分布するとすれば、1 L のうち 250 mL が血管内に残ります。リンゲル液も同じように考えていいです（**図 6.4**）。でも 5％ブドウ糖液を輸液すると、ブドウ糖はインスリンで細胞内に取り込まれ、水分はフリーになって細胞内外の全体に分布することになるのです。だから血管内には 83 mL 程度しか残らないことになります（**図 6.5**）。つまり、生理食塩水やリンゲル液の輸液のほうが、ブドウ糖液に比べて、有効に循環血液量を増加させることができるのです（**図 6.6**）。

麻酔の際には、術前からの食事飲水の制限による脱水があり細胞外液の

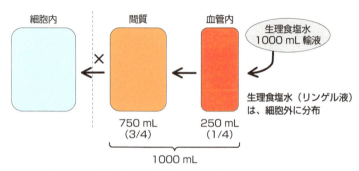

図 6.4　輸液による水分分布——生理食塩水を 1 L 輸液した場合

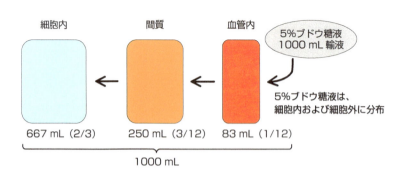

図 6.5　輸液による水分分布—— 5％ブドウ糖液を 1 L 輸液した場合

減少や、麻酔薬の血管拡張作用による相対的な循環血液量の不足などがあるので、通常は細胞外液の組成に近いリンゲル液を使用することが多いのです。その他、アルブミン製剤やヒドロキシエチルスターチ（HES）製剤などのコロイド溶液は、血管内のみにとどまりますので、急速に循環血液量を増加させたいときに使用します（**図6.7**）。

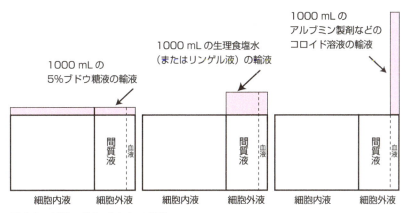

図6.6　輸液の分布（イメージ図）

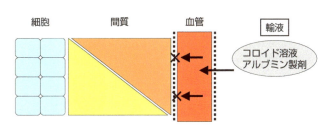

▶コロイド溶液は、間質に水分を補給しない。急速に循環血液量を補正する場合に使用する

図6.7　体内の水分バランス——コロイド溶液を1L輸液した場合

夏樹：このように考えると、輸液はわかりやすいですね。

幸子先生：でもこれは古典的な理屈で、実際には教科書に書かれている計算通りにはいかないというか、現実はかなり異なるの。そもそも5％ブドウ糖液を1Lも急速輸液したら、50gもブドウ糖が短時間で入ることになるから、すごい高血糖になるわね。細胞内の水分も一定に

第6章●麻酔維持

保とうとする自己調節が働くから、5％ブドウ糖液を輸液しても細胞まで移行するのはわずかでしょうね。まあ、基本的に患者さんの状態に影響されるし、手術の最初の頃と最後の頃では体の状態が変わってしまうので単純に理屈通りには進まないの（p.106 詳細解説 参照）。

夏樹：そうなんですか。

Q&A 輸液速度の決め方

夏樹：では、輸液速度はどのように考えればよいのですか？

幸子先生：それにはまず、体内の水分がどのくらいの量、体外に出ていくのかを考えることが必要ね。まずそうね、体内の水分はどのようにして体外に出て行くと思う？

夏樹：えーっと、汗や尿、それに呼吸でも失われていると思います。

幸子先生：そのほか、便としても水分は排泄されるし、皮膚からも水分は失われていくわね。それでは、こういった排泄分を考えて、安静時に必要な水分量は1日あたりどのくらいか知ってる？

夏樹：約2Lだと聞いています。排泄分のほかに、代謝水があって、その差引きで2L余りになるそうです。

幸子先生：そうね。では、1時間あたりでは、どのくらいの水分量が必要？

夏樹：よくわかりませんが、だいたい100 mL くらいでしょうか？

幸子先生：いい勘ね。でも体の大きな人もいれば、小さな子どももいるでしょう。だから、安静時に必要な水分量は4-2-1のルールに基づいて計算すればいいのよ。まず、体重を0〜10 kg までと10〜20 kg、それから20 kg 以上の3つに分ける。そして0〜10 kg までの体重は4 mL/kg/hr で計算して、10〜20 kg までの体重は2 mL/kg/hr で計算して、20 kg 以上は1 mL/kg/hr で計算して全部足し合わせるの。たとえば、5 kg の幼児だったら5×4で、20 mL/hr で輸液すればいいことになるわね。60 kg の患者さんなら10 kg×4 + 10 kg×2 + 40 kg×1、つまりちょうど100 mL/hr で輸液すれば水分量は維持できるというわけなの（**図6.8**）。

夏樹：麻酔中もそのルールに基づいて輸液するのですか？

幸子先生：それだけじゃだめね。まず、手術前に患者さんは絶食絶飲して

4-2-1 のルール

	0 ～ 10 kg	10 ～ 20 kg	20 kg 以上	
	4 mL/kg/hr	2 mL/kg/hr	1 mL/kg/hr	
5 kg	5 × 4	－	－	20 mL/hr
60 kg	10 × 4 (40 mL)	＋　　10 × 2 (20 mL)	＋　　40 × 1 (40 mL)	100 mL/hr

図 6.8　安静時に必要な水分量

いるから、その時間から水分の減少分を計算するの。出血も多い長い
大手術ならその分を不足分として、さらに維持量分を加えるの。さら
に、麻酔すると血管が拡張するので、相対的に循環血液量が不足する
し、手術侵襲によって浮腫が生じるからその分を加える必要があるわ。

夏樹：どのくらいの量にすればいいのか、簡単に評価できるのですか？

幸子先生：簡単ではないわ。患者さんの年齢や性別、体格にもよるし、病
　　状や手術の内容も影響する。だから経験も必要になるの。

夏樹：出血分は同じ量の輸液で補えばいいのですか？

幸子先生：リンゲル液は理論上では細胞外液全体に分布するから、循環血
　　液量の出血分を補うためには、まず出血量の 2 ～ 3 倍の量が必要にな
　　るの。それで出血に対してリンゲル液だけで対応していると、血液が
　　希釈されてどんどん薄くなり、浮腫になってしまう。慢性的な貧血は
　　別にして、手術のときのように、急に酸素を運ぶヘモグロビンが
　　5 g/dL より薄くなると、組織に酸素が行き渡らなくなってしまうの。
　　特に高齢者などではもっとヘモグロビン値を高く保つ必要があるの。
　　だから、ヘモグロビン値が 7 g/dL を目安にして、それよりも下がら
　　ないように、輸血を開始するのよ。

夏樹：本当に難しいのですね。

　幸子先生は急に声を小さくして言いました。

幸子先生：内緒だけど、指導してくれる先生によっても、輸液や輸血につ

いての考えが少しずつ違うから大変なのよ。

夏樹：わかりました。実際の麻酔は教科書の通りにはうまくはいかないことがあるのですね。

夏樹も小さな声で答えました。

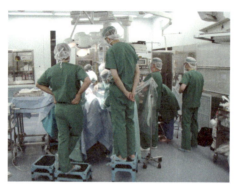

手術室の様子

詳細解説 ▶ 輸液速度の調節

現実問題として、輸液は一瞬で行えるわけではありません。患者さんの状態にもよりますが、熱傷や大量出血でなければ輸液速度は速くてもせいぜい 10〜20 mL/kg/hr 程度までです。これは 60 kg の患者さんで 1 時間あたり 600〜1200 mL という量になります。また、すべての移行すべき間質や細胞に速やかにかつ均一に移行するわけではありません。間質でも血管に隣接するスペースには速やかに移行しますが、そこに存在する水分量の影響を強く受けます。また、血管から離れた場所にはなかなか移行しませんし、一度移行すると浮腫となって残ることにもなります。

輸液によって循環血液量が増加すれば、利尿ホルモンが分泌され、尿として速やかに排泄されます。このとき侵襲が十分に制御されず抗利尿ホルモンが多く分泌されれば、尿量はそれほど増えないかもしれません。麻酔科医はいろいろな因子*を考慮して麻酔中の輸液速度を調節するわけです。最近は過剰輸液が予後を悪くすることが報告されるようになり、輸液量を少なく管理するようになってきています。

---

*いろいろな因子：患者さんの背景（身長、体重、年齢、性別、術前の状態、絶飲水時間と水分摂取量など）、手術（手術時間、侵襲の程度、出血量）、麻酔中の心拍数や血圧、脈圧、それまでの輸液量、尿量……。

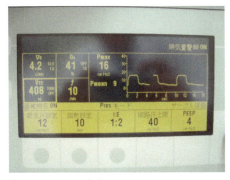 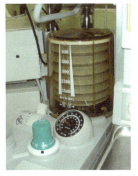

①モニター画面（例）　　　　　　　②ポップオフバルブと圧力計
図 6.9　人工呼吸器

　手術は、順調に進んでいきます。幸子先生は、手術開始の少し前から鎮痛目的にレミフェンタニル*1 を 0.4 μg/kg/min の速度で投与開始しました。セボフルラン*2 は呼気で 1.0%になるように維持しました。

　換気条件は 1 回換気量 600 mL、呼吸回数は毎分 8 回でした。呼気の二酸化炭素分圧は 36 mmHg で、気道内圧はピークで 15 cmH$_2$O です。血圧は安定していて、100～110/60～70 mmHg に保たれています。心拍数も毎分 60～65 回で安定しています（**図 6.9**）。

Q&A　栄養輸液

裕子：この患者さんは昨夜の夕食から何も食べていないのですよね。朝食も抜きですし、おそらく昼食も食べられないですよね。栄養的には問題ないのですか？

幸子先生：よいところに気付いたね。裕子ちゃん、この患者さんの基礎代謝量*3 は、どのくらいだかわかる？

裕子：よくわかりませんが、2500 kcal くらいでしょうか？

幸子先生：もう少し少ないかな。この患者さんだったら、1800 kcal 程度だと思うわ。

＊1、2　**レミフェンタニルの投与とセボフルランの濃度**：手術による侵襲を抑えるためにレミフェンタニルの投与を開始しました。小児や若い女性ではセボフルラン濃度をもう少し高く設定しますが、患者は中年の男性なのでセボフルランは呼気で 1.0%に設定しています。

＊3　**基礎代謝量**：安静で何もしなくても生体に必要なエネルギー量。

ところで、脳はブドウ糖だけを栄養源として利用していることは
知っているよね。だから低血糖になると数分のうちに意識障害が現れ
るし、場合によっては後遺障害を残すことになるの。そういった意味
でも、低血糖は絶対に避けなければならないの。
　ブドウ糖は、体内ではグリコーゲンとして蓄えられているのだけど、
この患者さんだったら何日分くらいのブドウ糖がグリコーゲンとして
蓄えられていると思う？

裕子：見当もつきません。

夏樹：1週間分くらいですか？

幸子先生：だいたい1300〜1500 kcalで、1日分にも満たないのよ。

裕子：それではもう少し長い手術では明らかに栄養不足になるのですか？

幸子先生：そうよ。全身麻酔中は代謝が抑えられるけど、それでも不足す
　　　るの。特に小児症例などで顕著なんだけど、ブドウ糖を点滴から補給
　　　してあげないと、脳がエネルギー不足になるの。そういうときには、
　　　身体は糖新生といって、タンパクの分解産物のアミノ酸や中性脂肪の
　　　分解産物のグリセロールからブドウ糖を合成して不足を補うのよ。

裕子：脂肪が消費されるのなら、いいですよね。

幸子先生：そんなに単純ではないわ。脂肪が代謝されるときにはケトンと
　　　いう物質が産生されるのだけど、ケトンは強い酸なので、ケトアシドー
　　　シスを生じたり、いろいろとトラブルが起こってくるのよ。また、ア
　　　ミノ酸が使われるということは筋肉のタンパク質が減量することなの
　　　で、ただでさえ術後は患者さんの筋肉が落ちやすいのに、それを助長
　　　してしまうの。

夏樹：それはよくないですね。では必要な1日あたり1800 kcal、つまり
　　　1時間あたりだと75 kcal程度のブドウ糖を点滴から投与すればよい
　　　わけですよね。

幸子先生：そんなに簡単ではないの。75 kcalということはブドウ糖約
　　　19 gに相当するのだけれど＊、これは5％ブドウ糖液にすると380 mL
　　　に相当する量なのね。5％ブドウ糖液を1時間に380 mLも投与すると、

＊ 75（kcal）/4（kcal/g；ブドウ糖1 gあたりのカロリー）≒ 19 g

高血糖になってしまうの。特に十分に鎮痛ができていない手術では、ストレスホルモンが分泌されてブドウ糖の細胞内への取り込みが抑制されるから、かなりの高血糖になるわ。

夏樹：高血糖になると、よくないことがあるのですか？

幸子先生：高血糖になると、まず、免疫系が抑制されて感染しやすくなるし、そしてちょっと難しいのだけど、虚血再灌流障害が助長されるの。虚血再灌流障害というのは、ほとんどすべての臓器で生じるのだけれど、組織の血流が一時的に減少すると、その後に血流が回復しても障害が起こることをいうのよ。

夏樹：それではどのように管理すればよいのでしょうか？

幸子先生：基本は、術前に炭水化物負荷を行うことと、十分な鎮痛を行いながら、基礎代謝で消費されるエネルギー量をある程度補う量のブドウ糖を投与することが大切なの。

今投与しているリンゲル液はブドウ糖を含んでいるのだけど、1%なので、鎮痛がしっかりできていれば1時間に200〜300 mLを投与しても高血糖になることはないの。

夏樹：これだと1時間に10 kcal程度で、1日では240 kcal程度にしかなりませんが、大丈夫ですか？

幸子先生：それは、まだよくわかっていないの。でも、この程度の投与でも脂肪異化は抑制されて、ケトン産生はずいぶん抑えられるし、筋タンパク崩壊も予防できるわ。

裕子：本当にいろいろなことを考えなければならないのですね。

夏樹：患者さんを眠らせてさえいればよいだけかと思っていました。大変ですね。

幸子先生：でも、その分、麻酔科学は実践的でとても面白い学問なのよ。

詳細解説 ▶ 小児の輸液

　小児では成人よりも耐糖能が低いことから、術前に絶食期間があって麻酔中にブドウ糖が投与されない場合には尿ケトンが出たり、低血糖になったりすることもあります。確かに輸液製剤に含まれるブドウ糖濃度が高すぎると高血糖になるのでよくありません。しかし、小児の輸液には適度なブドウ糖が必要です。

第6章●麻酔維持

　小児では腎が未発達のため Na 排泄が大きくなり、浸透圧が下がって細胞の浮腫をきたしやすくなります。頭蓋容量に比べて脳容量の割合が大きく、脳浮腫をきたすと痙攣を生じやすくなります。

　以上から小児の輸液製剤として、Na 濃度の高いリンゲル液で適度なブドウ糖（1～2%）を含む輸液製剤を選択します。基本的に Na 濃度の低い輸液製剤は、小児の周術期には使用しません。

まとめ　　手術中の麻酔管理は、麻酔薬の投与と人工呼吸の換気設定だけ調節するのではありません。十分な鎮痛に加えて適切な循環管理、さらには代謝や栄養への配慮が必要です。輸液製剤も状況に応じて選択し、その投与速度や投与量の調節を行い、場合によっては輸血も行うことがあります。

まめ知識 睡眠と冬眠と麻酔：麻酔は睡眠の代わりになるのか？

　冬には気温が低下し、食べ物も少なくなります。このような寒さと食料不足への対策として一部の動物は冬眠します。つまり冬眠することで消費するエネルギーを節約して厳しい冬の季節を乗り切るわけです。小動物であるリスの場合、覚醒時の体温は 38℃前後で、心拍数は毎分 200 回以上、呼吸数も毎分 100 回以上です。しかし、冬眠中は体温を 2～10℃と極端に低く下げ、心拍数、呼吸数ともに毎分数回まで低下させます。それでは、冬眠中は睡眠が不要でしょうか？　面白いことにリスは 2 週間に 1 回体温を上げ、冬眠を中断して睡眠を取るようです。つまり、冬眠だけではダメで、睡眠不足になるようです。そこで冬眠とは別に睡眠を取る必要があるのです。冬眠では睡眠の代用にならないのです。

　それでは、麻酔はどうでしょうか。麻酔から覚醒した直後の患者さんから「えっ、もう終わったの？」とか「もうそんな時間ですか？」と言われることがあります。特に、自分でもうまく麻酔管理ができたなと感じる症例で、患者さんからそう言われることがよくあります。睡眠では、意識を消失していても時間が経過したことを何とはなしに感じています。しかし、使用する麻酔薬や麻酔方法にもよりますが、麻酔では時間の経過を感じないことがあるようです。術後によく眠っている患者さんが多いことからも、麻酔も睡眠の代用にならないみたいです。

第7章

麻酔管理 ❺

覚醒

この章で学ぶ Point

覚醒とは、手術可能な状態でしっかりと麻酔が維持されている患者さんの目を覚まさせて、十分な自発呼吸を可能にし、気管チューブを抜管する操作を行う過程です。呼吸だけではなく、血圧や心拍数のような循環動態も、安定している必要がありますし、体温も保たれて震えなどが生じないようにすること、十分な鎮痛ができていることも重要です。

　幸子先生の輸液についての説明が一段落したとき、邦夫先生が手術室に戻ってきました。

邦夫先生：幸子先生、順調ですか？

幸子先生：はい、血圧も安定していて特に問題はありません。セボフルランは1％のままですが、レミフェンタニルの投与速度は現在 0.25 μg/kg/min です。出血はまだ少量ですし、尿量は手術開始から1時間でちょうど 100 mL 出ています*。色調も問題ありません。直腸温も 37.2℃で下肢も温かく、低体温にはなっていません。手術のほうは、もうすぐプレートが外れますので、あと 30 分ほどで終了すると思います。

覚醒について

　麻酔管理はよく飛行機での移動にたとえられます。つまり、麻酔導入が離陸で、維持が定常飛行、覚醒が着陸になります。うまく導入して一定の麻酔深度で維持していても、飛行機が乱気流で揺れるように、予期せぬ出血や不整脈の発生などによって、管理が難しくなることがあります。目的地に到着しても着陸が難しいように、手術終了後に上手に覚醒させることは、麻酔管理で一番気を使うところです。

＊尿量は 1 mL/kg/hr 以上が目安になります。

第7章●覚醒

> **まめ知識 麻酔時の低体温**
>
> 麻酔中は患者さん自身の体温を調節する機能が低下し、また裸になったり、術野から熱が逃げたりするため低体温になりやすくなります。手術中は術衣を着た術者が暑くならないように手術室内の気温も低くします。それによっても低体温が助長されます。
>
> 低体温になると麻酔薬の感受性が増大し、なかなか麻酔から覚醒しません。また覚醒してもシバリングという震えが生じて酸素消費が増大するため、好ましくありません。特に体表面積の割合の大きな小児や、やせた高齢者では低体温に注意が必要です。
>
> 低体温の予防法としては保温マットで温めたり、輸液製剤を温めて輸液したり、温風の出る加温器を用いたりします。また、アミノ酸製剤の輸液も低体温予防に有効です。この機序は筋肉でのタンパク代謝による熱産生によるもので、低体温になるのを防ぎます。

7.1 筋弛緩薬の残存がないかどうか ～TOF比とリバース

邦夫先生：筋弛緩はどうですか？

幸子先生：先ほど確認しましたが、TOF比は98％まで回復していました。ですのでリバースは行いません。よろしいでしょうか？

邦夫先生：わかりました。それでいいですよ。縫合が始まったら、覚醒に向けて準備してください。

夏樹：TOF比やリバースって何ですか？

幸子先生：導入のときに筋弛緩薬を使用したでしょう。もし、覚醒するときに筋弛緩薬の作用が遷延*していたら、どうなると思う？

夏樹：意識が戻っても身体が動かないので、金縛りみたいになるということですか？

幸子先生：そうよ。目が覚めて耳は聞こえるけど、身体が動かなくて呼吸もできないのよ。多少でも筋弛緩作用が遷延していると、うまく嚥下

----

*遷延：長びくこと。

112

できないので誤嚥のリスクも高くなるのよ。

夏樹：それは怖いですね。

幸子先生：だから筋弛緩が遷延しているかどうかを確認するのだけど、そのときの指標の1つがTOF比なの。

TOF比

　TOFというのはTrain of Fourの略で、2Hzの電気刺激を4連で与えるという意味です。

　筋弛緩の程度は、電気刺激に対する筋収縮の程度で評価することができます。筋弛緩作用が残っているときは、刺激を続けて与えると次第に筋収縮が減弱されるので、その仕組みを使って、筋弛緩作用がなくなっているのかどうかを評価します。

　具体的にはTOF比は、筋弛緩モニターで評価します（**図7.1**）。前腕の尺骨の側に2つ電極をつけて刺激を与えると、長母指内転筋が収縮します。そこでセンサーを母指の上に貼っておいて、評価するのです。麻酔導入するときにも、筋弛緩薬を投与した後にこのモニターを使用していました。挿管のときには刺激しても筋収縮が全くないことを確認しましたが、覚醒させるときはその逆で、しっかり筋力が戻っていることを確認するのです。

　4連の刺激を与えて、まず4回中、筋の収縮が何回起きるかを見ます。そして、4回全部の刺激に対して収縮が見られたら、1回目の刺激と4回目の刺激の際の筋収縮の程度を比較します。このときの1回目と4回目の比がTOF比（TOF%）です。

　覚醒時に気管チューブを抜管できる条件は、TOF比が90%以上に回復していることです。

夏樹：もしも、そこまで回復していない場合にはどうするのですか。

幸子先生：2つ方法があって、1つは筋弛緩が回復するまで待ってから覚醒させる方法、もう1つは筋弛緩薬の作用を打ち消すスガマデクスという薬剤を投与して筋力を回復させる方法で、これを**リバース**と呼ぶ

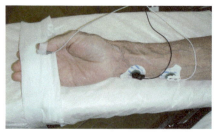 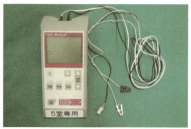

①電極とセンサー　　②TOFモニター

図7.1　筋弛緩モニター（TOFモニター）

の。どちらの方法でも、実際の抜管のためにはTOF比を90％以上に回復させる必要があるの。

詳細解説 ▶ リバース

　筋弛緩薬には、非脱分極性筋弛緩薬と現在はあまり使用されなくなった脱分極性筋弛緩薬があります。どちらも、神経筋接合部のアセチルコリン受容体に作用して、筋弛緩作用を発現します。つまりアセチルコリンと競合し、アセチルコリンの作用を邪魔するのです。

　非脱分極性筋弛緩薬は作用時間が長いために、筋弛緩作用が残存することがあります。この筋弛緩作用の遷延から回復させることを「筋弛緩を拮抗（リバース）する」と言います。

　以前はネオスチグミンという抗コリンエステラーゼ薬を投与することでアセチルコリンの分解を抑制し、アセチルコリンの数を増やして筋弛緩作用を抑えていました。しかし、アセチルコリン受容体の1つのムスカリン受容体は、副交感神経の神経終末に存在しており、抗コリンエステラーゼ薬を使用するとアセチルコリンが増加してムスカリン受容体にまで作用（ムスカリン作用）し、徐脈になります。そのため副交感神経遮断薬であるアトロピンを併用していました（**図①**）。また、ネオスチグミンは、ムスカリン作用で喘息発作を引き起こすこともあるので注意が必要です。そのため現在ではほとんど使用されなくなりました。

　ネオスチグミンとアトロピンの組み合わせに替わって現在使用されているのがスガマデクスです（**図②**）。ロクロニウムに直接結合して筋弛緩作用を拮抗します。この薬剤は包接といって、ロクロニウムを包み込むようにして、その作用を拮抗します。そのため、徐脈や喘息発作などを引き起こすことがありません。

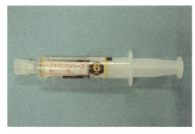 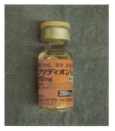

①ネオスチグミンとアトロピン混合液　②スガマデクス
図　筋弛緩薬拮抗薬

> **まめ知識　尺骨の由来**
>
> 　尺貫法の長さの単位「尺」は、中国の殷時代からあったそうです。最初は指の間の距離だったそうですが、時代とともに変化しました。日本でも「尺」という単位と「尺骨」という骨の名前は江戸時代からありました。しかし、厳密に長さが規定されたのは明治時代で、1 尺が 30.3 cm に決められました。
>
> 　今では使われていませんが、西洋にもキュビット（cubit）という単位がありました。肘から中指の先までの長さで、今の 40 ～ 50 cm に相当するそうです。これは古代メソポタミア時代にさかのぼる単位で、ラテン語で「肘」（cubitum）に由来します。

7.2　術後の鎮痛のための薬剤投与

　執刀医の牛田先生は、助手に必要な指示をする以外はだまって手術を進めます。プレートが無事に外れて止血を確認したところで、「あと 20 分で終わるから」と幸子先生に声をかけました。

　幸子先生は「わかりました」と返事をすると、フェンタニルを 100 μg とアセトアミノフェン 1000 mg を静脈内投与しました*。そして、輸液速度を遅くしてから、使用した薬剤のチェックや、まとめを始めました。

---

*フェンタニルとアセトアミノフェン：フェンタニルは麻薬性鎮痛薬で排泄半減期は約 3.6 時間で、作用時間は 30 ～ 40 分です。アセトアミノフェンはパラセタモールとも呼ばれる鎮痛薬で、術後鎮痛に有用です。

第 7 章●覚醒

夏樹：幸子先生、今投与した薬剤は、鎮痛薬のフェンタニルとアセトアミ
　　　ノフェンですよね。どうしてもうすぐ手術が終了するというタイミン
　　　グで投与するのですか？

幸子先生：今日は鎮痛にレミフェンタニルを使用したでしょう。レミフェ
　　　ンタニルは代謝が速くて血中濃度半減期が 3 分くらいだから、投与を
　　　中止すると血中濃度がすぐに下がってしまうの。そのままだと覚醒し
　　　たらすぐに創部が痛くなるでしょう。だから鎮痛目的にフェンタニル
　　　とアセトアミノフェンを投与したのよ。

夏樹：なるほど、術後の鎮痛のためなのですね。

裕子：輸液速度を遅くしたのはどうしてですか？

幸子先生：麻酔導入のときには、術前の不足分と麻酔薬による血管拡張作
　　　用を考慮して、輸液速度を速くしていたのだけど、気がついていた？
　　　今度は逆なのよ。麻酔から覚醒させるときには、麻酔薬による血管拡
　　　張が少しずつ回復するので、その分輸液の投与速度を遅くするの。輸
　　　液が少なすぎると循環が不安定になったりするけど、逆に過剰輸液は
　　　肺水腫につながって呼吸にも影響するから、手術終了のタイミングを
　　　見ながら絞る（輸液速度を遅くする）ようにするの。最近はあまり行
　　　わないけど、以前は症例によって利尿薬を投与することもあったみた
　　　いね。

裕子：そうなのですね。

幸子先生：さあ、次は筋弛緩が回復しているかどうか、念のためもう一度
　　　確認するわよ。

　幸子先生は、筋弛緩モニターで、TOF 比が 100 ％回復しているのを確
認しました。

　そこで手術は終了。牛田先生は「あとは頼んだよ」と助手に言って、手
を下ろしました。そして牛田先生は、出血量を確認し、幸子先生に「お疲
れさま。ありがとう」と声をかけ、邦夫先生には「ありがとうございまし
た」と丁寧に頭を下げて、颯爽と手術室を出て行きました。

116

7.3 覚醒と抜管

●吸引と覚醒

幸子先生は、手術終了と同時に肺野を聴診し、少しですがゴロゴロという喀痰の音も聞こえたので、吸引カテーテルを挿管チューブから挿入して気管内吸引を行いました。さらに咽頭の吸引も行いました。

そしてレミフェンタニルの投与速度を $0.1\,\mu g/kg/min$ に下げました。眼球保護のためのシールをはずし、創部に包帯が巻かれるとすぐにレミフェンタニルとセボフルランの投与を中止しました。換気ができなくなってもいきなり低酸素血症にならないように、回路には80％酸素を毎分6Lの流量で流して、そのまま呼気のセボフルラン濃度に注意しながら、人工呼吸した状態で麻酔からの覚醒を待ちました。

10分足らずで、血圧は 105/65 mmHg から 135/72 mmHg に上昇し、呼気のセボフルラン濃度は約1％から0.1〜0.2％まで低下しました[*1]。

さらに3分ほど待ったところで、幸子先生が、邦夫先生に「そろそろいいでしょうか？」と尋ねると、邦夫先生は「いいよ」と答えました。

そこで幸子先生は人工呼吸器を停止させると、患者さんの肩を叩いて「高橋さん、手術は終わりましたよ」と声をかけました。

高橋さんははっとした感じで目を開けました。

そこで幸子先生は「わかりますか。手術は終了しましたよ。ゆっくりと息をしてください」と話しかけました。

患者さんは、毎分15回程度の安定した自発呼吸を開始し、胸郭の動きも良好でした。幸子先生は、患者さんが十分に覚醒しており、両手の離握手[*2]がしっかりできること、首を持ち上げられることも確認しました。また、吸引チューブで気管内の分泌物を吸引しました（**図7.2**）。

＊1 セボフルランの濃度と血圧：セボフルランの排泄に伴って、拡張されていた血管が戻り、血圧が次第に上昇してきます。血圧が麻酔導入前の値に近くなってくるということは、セボフルランが排泄されているという目安になります。

＊2 離握手：しっかりと握った握手の状態からパッと手を開いて離すこと。十分に覚醒していることの指標になります。

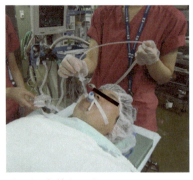
図 7.2　気管内吸引

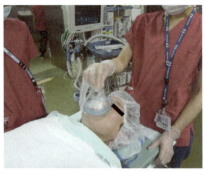
図 7.3　マスクによる酸素投与

幸子先生：邦夫先生、呼吸数は毎分 15 回で、現在の 1 回換気量は 380 mL です。抜管してよろしいでしょうか？

邦夫先生：いいですよ。

● 抜管

　幸子先生は、気管チューブを固定しているテープを外した後、呼吸のタイミングを計りながら、気管チューブのカフの空気を抜き、抜管しました。素早く咽頭内を吸引すると、マスクを顔に密着させて、酸素を投与しながら深呼吸を 3 回ほどさせました（**図 7.3**）。

　そして 15°ほど手術台を傾けて患者さんの上体を起こしました。血圧は 147/79 mmHg、心拍数は毎分 67 回、SpO_2 は 98％でした。

　幸子先生は、記録をまとめながら患者さんに尋ねていきます。「痛くありませんか？　寒くありませんか？　気分は悪くありませんか？」。その都度、患者さんは首を横に振ります。「もう声が出せますよ。あーっと言ってください」。

　患者の高橋さんはおそるおそる声を出しました。しゃべれることに納得した様子です。

高橋さん：もう終わったのですか？

幸子先生：終わりましたよ。今は 11 時 35 分です。ゆっくりと呼吸していてください。

高橋さん：さっきここに来たばかりのような気がします。ありがとうございます。

7.3 覚醒と抜管

幸子先生：血圧も呼吸も落ち着いていますし、すぐに病棟から迎えにきて
もらいますね。

Q&A 上手に覚醒させるコツ

　幸子先生が手際よく進める間、夏樹は邦夫先生に質問しました。

夏樹：呼気のセボフルラン濃度が、どのくらいまで低下したら目が覚める
のですか？

邦夫先生：だいたい半数が覚醒するのが0.6％程度かな。でもね、呼気のセ
ボフルランが0.2％になっていても、脳での濃度が0.6％以下にならない
と覚めないのですよ。特にこの患者さんは肥満があるので脂肪にある
程度吸入麻酔薬は溜まりますからね。だからこういうときには血圧など
も指標にします。吸入麻酔薬が抜けるにしたがって、拡張していた血
管が元に戻ってくるので、導入時の血圧まで上がってくるのです。

夏樹：幸子先生は、それで血圧を指標にしていたのですね。

邦夫先生：そうですよ。それも指標にしていましたし、さらに静かにした
まましばらく起こさないようにして待っていたのですよ。

夏樹：それは何か理由があるのですか。

邦夫先生：麻酔薬の作用がある程度残っていても、無理に刺激すれば覚ま
すことはできます。しかし、それでは酔っぱらいを起こすようなもので、
興奮したり、また眠り込んだりして問題が生じるのです。今日は吸入
麻酔薬を使用しているのですから、人工呼吸器で静かに換気しておけ
ば、麻酔薬は呼吸に伴って自然に排泄されます。十分に排泄されれば
さっきのように呼びかけるだけですっきりと覚醒するのですよ。

　麻酔薬の作用がまだかなり残っているのに無理に起こすことは、危
険なだけではなくて、結局病棟へ帰すまでの時間もかかったりします。
　「上手に覚醒させるためには無理に覚まさせないこと」、それが上手
な麻酔覚醒のコツなのです。

夏樹：なるほど、麻酔薬が十分に排泄されるまで患者さんを起こさないよ
うにすることが、上手に覚醒させるコツなのですね。よくわかりまし
た。

それでは、抜管の際の基準になるものは何ですか？
邦夫先生：十分に筋力が回復し、覚醒していること。自発呼吸が安定していて、呼吸数が12回から20回程度までに保たれていて、1回換気量が成人では300 mL程度はあり、呼気二酸化炭素分圧が45 mmHg以下に低下していること、もちろん血圧や心拍数が麻酔導入前の状態まで回復していることかな。

　10分ほどで病棟からの迎えが来て、患者さんは退出して行きました。

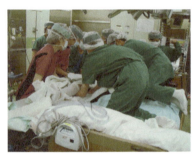

麻酔後のベッド移動

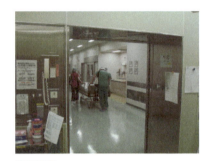

患者退室

まめ知識 酸素ボンベの残量

手術が終了した後、麻酔から覚醒して病棟に戻るときには、酸素ボンベから酸素を投与しながら戻ります。気体によってはボンベに高圧で詰め込まれると液化するものもあります。このような気体の残量は重さで評価します。しかし、酸素は高圧で詰め込んでも液化しません。そのため酸素ボンベの残量は「圧」で評価します。

日本では酸素ボンベの色は黒で、その圧は kgf/cm^2 もしくは MPa（メガパスカル）と表示されています。1 kgf/cm^2 は 1 気圧とほぼ同じです。そこで圧が 100 kgf/cm^2 と表示されていたら、それは 100 気圧と考えてかまいません。3.4 L ボンベであれば、3.4 × 100 = 340 L の酸素が残っていると考えます。残量が少なくなると酸素の出が悪くなりますが、約 300 L は使えます。つまりこのボンベで毎分 5L の酸素を投与した場合には、60 分投与できるわけです。

1 MPa は約 10 気圧に相当します。ですから 100 kgf/cm^2 = 10 MPa と考えてかまいません。

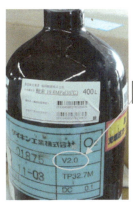

FRP 容器の場合

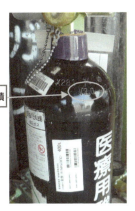

アルミ・鉄容器の場合

まとめ

筋弛緩作用から回復していることを確認してから、麻酔薬の投与を中止して覚醒させます。十分に自発呼吸がある状態で抜管します。意識と呼吸だけではなく、循環も適切に維持され、十分な鎮痛が行われていることが重要です。寒気や悪心にも配慮します。

第8章

麻酔科医控え室での講義❶

呼吸と血液と酸素

この章で学ぶPoint

生命維持には、酸素が体の隅々の組織まで届けられることが必要です。脳や心臓のように、臓器によっては短時間の酸素不足にも耐えられないものがあります。麻酔中の呼吸管理や循環管理は、呼吸管理によって肺胞における血液への酸素の取り込みを調節し、さらにその血液を各臓器に適切に運ぶために行っています。

この章では呼吸による酸素の取り込みや、酸素を運搬するヘモグロビンについて学びましょう。

　全身麻酔症例は無事に終了しました。夏樹と裕子は、麻酔科医控え室で邦夫先生とお茶を飲んでいます。

邦夫先生：術後回診に行く前に呼吸について少しだけお話ししましょう。

　　　　地球上の生物の多くは、炭素を酸化することでエネルギーを得て生命活動を行っています。われわれも生命活動を維持するためには、大気から酸素を取り入れ、体の隅々まで行き渡らせることが必要です。麻酔中であってもそれは同じで、麻酔科医は適切な呼吸管理と循環管理を行い、酸素を体の各組織にしっかり届くようにすることが重要です。

　　　　まず空気にはどれくらいの酸素が含まれているのか、次にどれくらいの酸素が血液に溶けて運ばれるのか、そしてヘモグロビンではどれくらいの酸素が運ばれるのか、ということを考えてみましょう。

A. 大気中の空気の組成

邦夫先生：この空気の中には、どれだけの酸素が含まれていますか。

夏樹：空気は21％が酸素です。

邦夫先生：そうですね。空気は主として窒素と酸素からなっていますが、その比は約4：1です。つまり酸素は約20％です。

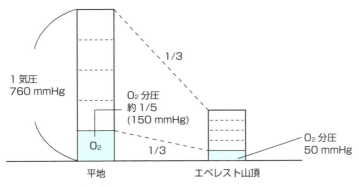

図 8.1　気圧と酸素分圧

　　　それではエベレストの山頂ではどうですか。
夏樹：やはり酸素は 21％です。
邦夫先生：それでは、ここもエベレストの山頂も酸素の濃度、つまり体積あたりの分子数は同じですか。
夏樹：高い山の上でも、この平地でも窒素と酸素の比率は同じですが、高い山の上は空気が薄くて気圧が違うので、酸素の体積あたりの分子数は少なくなって分圧は低くなります。
　　　気体の場合には濃度は圧力に置き換えて考えることができるので、圧力で考えてみます。まず平地での酸素の分圧ですが、1 気圧は 760 mmHg です。酸素の空気中の量はその約 1/5 なので酸素の分圧は約 150 mmHg です。エベレストの山頂では気圧が平地の 1/3 くらいなので、酸素の分圧も約 50 mmHg くらいでしょうか（**図 8.1**）。
邦夫先生：そうですね。このように圧力（分圧）と酸素の占める割合は異なるので注意が必要です。でも、気相で気圧を一定とした場合においては、圧力（分圧）と濃度は同じように扱うこともできます。

B. 血液に溶け込む酸素量

　動脈血中に存在する酸素は、1 L あたり 200 mL 程度です。その多くがヘモグロビン（Hb）と結合しています。ヘモグロビンに結合せず血液に溶け込む酸素量はどうでしょうか（**図 8.2**）。
　まず知っておかなければならないことは、「気体が液体に溶解する量は

圧力に比例する（ヘンリーの法則）」ということです。ただし、ガスの種類や溶媒によって変わります。ブンゼンという科学者はその気体が1気圧で溶液1 mLに溶ける気体の容量を体積で表しました。この値を溶解係数といいます。ちなみに酸素の水に対する溶解係数は、37℃で0.024です。窒素の場合は0.012ですから、分圧が等しい場合には酸素のほうが水に多く溶けていることになります。

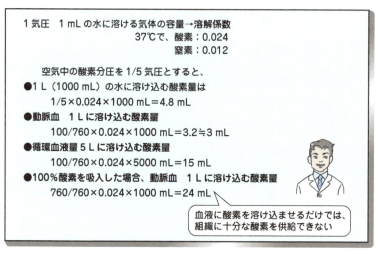

図8.2　酸素はどのくらい血液に溶け込むか

　空気中の酸素の分圧を1/5気圧とすると、1 L（1000 mL）の水に溶け込む酸素の量は、1/5 × 0.024 × 1000 mL = 4.8 mLと非常にわずかです。**ところで酸素の血液に対する溶解係数は、水とほぼ同様です。**とすると、動脈血の酸素分圧が100 mmHgであったとすれば、酸素の気圧は100/760気圧なので、動脈血1 Lに溶け込む酸素の量は100/760 × 0.024 × 1000 mLとなり約3 mLになります。

　静脈では動脈よりも酸素分圧が低くなります。仮に、体重60 kgの成人男性の循環血液量が5 Lで、その中の酸素分圧が動脈でも静脈でも100 mmHgであったとしても、酸素は15 mLしか含まれていないことになります。

　100%酸素を吸入して、溶け込む酸素分圧が760 mmHgであったとして

も、動脈血1Lに溶け込む酸素の量は760/760 × 0.024 × 1000 mLとなり最大で24 mL、血液全量5Lで120 mLです。心拍出量を、血液全量と同じ量の血液が1分間で肺を巡るのと同じ毎分5Lとして、100％酸素を吸入して異常に高い効率で酸素を取り込んだとしても、取り込める酸素の量は120 mLということです。成人の場合、身体は安静時でも酸素を1分間に250 mLも使うので、これでは不足します。組織に十分な酸素を供給することはできません。

【Point】
高濃度酸素を吸入しても、血液に溶け込ませて運ぶだけでは、組織に十分な酸素を供給できない。

C. ヘモグロビンによる酸素運搬

　十分な酸素を組織に運ぶためには、ヘモグロビンが必要です。

　ヘモグロビン1分子に4分子の酸素が結合できますが、中途半端に酸素が結合している状態は不安定です。よってヘモグロビンは4分子の酸素がついているか、もしくは全くついていないという状態で存在します。血液中のヘモグロビンの総量のうち、酸素がくっついているヘモグロビンの割合を％で表したのが酸素飽和度です。

　酸素のくっついているヘモグロビンは、酸素分圧が高くなればなるほど多くなります。しかしこれは単純な比例関係ではなく、S字状の曲線になります（**図8.3**）。しかもこの曲線は、pHや温度などの条件によって、左右にずれます。

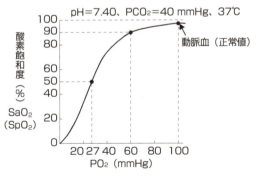

図8.3　ヘモグロビン酸素解離曲線

実際に**血液中のヘモグロビン1gに結合する酸素量は、1.34 mL** になります。仮にヘモグロビン値が 15 g/dL（1 L だと 150 g）だとします。

動脈血1L中にヘモグロビンは150 g ありますから、酸素飽和度が100%であれば運ぶことのできる酸素量は 1.34 × 150 = 201 mL になります。それに対して、先ほど説明したように、動脈血1Lに溶けている酸素量は約3 mL です。100%酸素を吸入してもせいぜい24 mL です。

では、まとめましょう。

酸素を体の隅々に届けるためのポイント

●ヘモグロビン

低酸素血症（動脈血酸素分圧が 60 mmHg 以下）でない限り、組織に十分な酸素を運ぶためには、酸素分圧よりもヘモグロビン量が問題になります。血液中のヘモグロビンが減少することを貧血といいますが、高度の貧血状態にある患者さんでは、組織に運ばれる酸素量が不足してしまいます。手術中に出血してヘモグロビンを失う場合には、輸血が必要になるのです。

●循環

そして次に重要なことは循環です。肺で十分な酸素が血液に取り込まれても、その血液がきちんと組織に届けられなければなりません。脳梗塞や心筋梗塞では血管が詰まって、その先の脳組織や心臓の筋肉に酸素が届かないことになります。そのような組織は壊死してしまいます。血圧が異常に低下して、組織に十分に血液が届かない場合も同様です。また、何らかの理由で組織に必要な酸素量が増加して、供給が追いつかない場合も同じです。

現時点で、身体の隅々まで血液循環が保たれているかどうかということを、直接的に示すモニターはありません。だからこそ麻酔科医は麻酔中にしっかりと換気状態を管理し、ヘモグロビン値をチェックし、血圧や心拍数、尿量などを評価して、酸素が体の隅々まで運ばれていることを見守る必要があるのです。

そこまで話したところで邦夫先生の院内 PHS が鳴り出しました。

邦夫先生：どうやら急患みたいだね。ちょっと失礼するよ。

夏樹：今までこんなふうに呼吸や酸素のことを考えたことはなかったね。麻酔って、いろいろ面白いことがあるね。

裕子：難しいこともあるけれど、今習っている基礎の科目の知識が大切だということを実感したわ。

> **まとめ**　各組織に十分な酸素が供給されるためには、呼吸だけではなく血液のヘモグロビンや循環の適切な維持が重要です。出血によって血液が失われた場合には、輸血が必要になることもあります。

まめ知識　長時間フライトによる低酸素症の危険

長距離飛行中の飛行機の中の気圧はどのくらいか知っていますか。

長距離飛行中、上空1万メートルの外気の気圧は1/3気圧以下で、機内の気圧を1気圧に保とうとすると機体強度を上げないといけないので重くなり、燃料も多くかかります。そこで機内の気圧は、3/4気圧くらいに調節されています。

大気圧は760 mmHgで、酸素が20%とすると、酸素の分圧は152 mmHgです。気圧全体が3/4になると、酸素分圧も114 mmHgに低下します。

1気圧下で健康な成人がパルスオキシメーターを装着すると、ヘモグロビンの動脈血酸素飽和度は98〜99%になります。30秒程度呼吸を止めても90%以下に下がることはありません。

長距離飛行中の機内でパルスオキシメーターを装着すると、安静呼吸下で数値は93〜98%程度を変動します。眠っていると90%程度になります。これは動脈血酸素分圧でおよそ60 mmHgに相当します。ちなみに低酸素血症は動脈血酸素分圧が60 mmHg未満の状態ですから、健康な成人でも長距離飛行で眠ると低酸素血症ぎりぎりの状態になります。また息を吐いて呼吸を止めると、30秒程度でヘモグロビンの動脈血酸素飽和度は80%未満に低下します。長距離飛行のあとは疲れを感じることが多いのですが、このような低酸素環境が影響している可能性は高いと考えられます。

機内でアルコールを摂取した場合、酸素分圧が低いために肝臓での分解が遅れて悪酔いしやすくなります。それだけでなく、睡眠時無呼吸にも陥りやすくなります。最近は高齢者の旅行も多くなっています。呼吸機能が多少低下しているだけでも重大な事故につながるかもしれません。

第9章

麻酔科医控え室での講義❷

体内の水分量と輸液

この章で学ぶPoint

ヒトの体の水分量は体重の6割にも及びます。その水分の多くは細胞の中や細胞と細胞の間の間質と呼ばれる部分に存在しています。周術期には、水は飲水だけでなく輸液で摂取し、尿や汗、呼気中の水蒸気として排出されます。出血も水分喪失の要因です。水分バランスは重要で、麻酔中の循環血液量は血圧や心拍出量に影響します。循環不全は臓器不全につながるので、体液の評価と管理は大切です。輸液管理については第6章で学びましたが、水分管理についてもう一度復習しましょう。

　邦夫先生が麻酔科医控え室に戻ってきました。夏樹と裕子は、また邦夫先生とお茶を飲み、水分補給します。

9.1 循環血液量

邦夫先生：今度は、水分管理と輸液について少しだけお話ししましょう。

　　　　水は地球上の生物にとって欠くことのできないもので、ヒトの体の半分以上は水が占めています。われわれは経口で水分を摂取し、尿や汗、呼気中の水蒸気として水分を排出しています。麻酔中であってもそれは同じで、麻酔科医は適切な水分管理を行い、酸素を体中に行き渡らせるためにも、循環血液量を適切に保つことが重要です。

　　　　それでは、まず体内の水分バランスや、輸液量や尿量について考えてみましょう。

●体内の水分量と循環血液量

邦夫先生：標準的な成人男性の体内にはどのくらいの水分がありますか。

夏樹：体重の60％が水分で、そのうち3分の2（体重の40％）が細胞内に、3分の1（体重の20％）が細胞外に分布しています。また血管内には

128

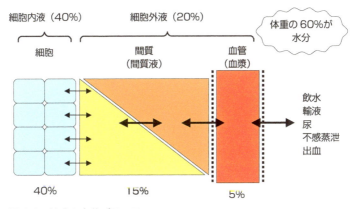

図9.1 体内の水分バランス

細胞外の水の4分の1（体重の5%）が分布します（**図9.1**）。

邦夫先生：そうですね。よく勉強していますね。その水分ですが、常に一定というわけではありません。食事や飲水後には増加しますし、朝起きたばかりのときでは少し減少しています。安静時に必要な水分量の計算方法は知っていますか。

夏樹：さっき幸子先生から教えていただきました（p.104 参照）。

邦夫先生：それでは、循環血液量はどのくらいか知っていますか。

夏樹：体重の 12 〜 13 分の 1 程度なので、60 kg の人なら血液は 5 L 程度です。

邦夫先生：そうですね。循環血液量は個人差が大きいのですが、男性成人でおよそ 85 mL/kg、女性では 80 mL/kg 程度と報告されています。それでは、もし 50 kg の女性が 400 mL の献血をしたら、そのときの循環血液量はどうなりますか。

夏樹：50 kg の女性なら、循環血液量は 50 kg × 80 mL で 4000 mL になります。そして 400 mL 献血したのですから、循環血液量は 3600 mL になるのではないでしょうか。

裕子：うん？　献血して1割も循環血液量が減少したら、ふらふらして立てなくなりそうだわ。でも、400 mL の献血は私もしたことあるけど、ふらふらにはならなかったわ（**図9.2**）。

邦夫先生：そうですね。実は、もう勉強していると思いますが、細胞外の

第 9 章 ● 体内の水分量と輸液

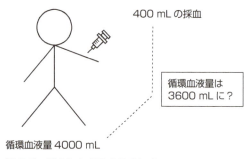

図 9.2　献血したらふらふらに？

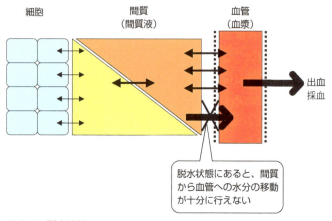

図 9.3　脱水状態

　間質の部分と血管内で水分は簡単に出入りできるのです。ですので、採血したり出血したりして血液が奪われた場合には、血管の外から速やかに水分が移行して循環血液量の減少を抑えます。ただし、脱水状態にあれば、血管外の水分も少なくなっているので、間質から血管への水分の移動が十分に行えず、循環血液量が減少してしまい、血圧が低下してしまいます（**図 9.3**）。

9.2 循環血液量の減少を抑える

●脱水の防止

邦夫先生：手術は早朝から始まることが多いですが、一晩何も飲んでいない患者さんは、就寝前と比較して水分が少ない状態にあります。また麻酔薬の多くは血管拡張作用がありますから、その分、相対的に循環血液量が不足します。ですので大量の出血が予想される手術では、麻酔導入時からその分だけ輸液を多めに投与して、しっかりと血管外のスペースに水分補給することが重要です。水やお茶、スポーツドリンクであれば2時間前までは摂取してもらってもよいので、できれば患者さんに早起きしてしっかり飲んでもらうのもいいでしょう。

●尿量のモニタリングと管理

邦夫先生：循環血液量が減少すると抗利尿ホルモンが分泌され、腎血流量も減少するので、尿量が少なくなります。尿量の目安は1時間に1 mL/kg以上です。これよりも少なくなった場合にはカテーテルのつまりなどが原因の場合もありますが、輸液量が不足している可能性があります。また、尿量が極端に減少すると電解質のバランスもとれなくなります。たとえば透析患者さんでは尿が出ないので、輸液製剤の選択や輸液量の管理を厳密にする必要があります。

●輸液速度

邦夫先生：周術期にはリンゲル液を使用し、一般的に麻酔導入時には10 mL/kg/hr程度で輸液を開始して、患者さんの状態や手術内容に応じて十分に不足分を補い、その後の輸液速度は維持量よりも少し多い程度で投与します。開腹術ではこれよりも多めに管理しますが，開頭手術では脳浮腫を考慮してさらに少なめに管理することもよくあります。また、高齢者では細胞外の水分量が少なく、浮腫を来しやすいため輸液量を少なめにし、逆に若年者、特に乳幼児では体重あたりの輸液量を多めにします。そして手術の終了に向けて徐々に輸液速度をゆっくりにします。これは血管が、麻酔薬による拡張から回復し、相対的に循環血液量が多くなるためです。

131

第 9 章 ● 体内の水分量と輸液

夏樹：先ほど、幸子先生から安静時に必要な水分量として、60 kg の大人なら 100 mL/hr 程度だと教えていただいたのですが、今の邦夫先生のお話だと、60 kg の人なら、手術時の麻酔導入時には 10 × 60 = 600 mL/hr の輸液速度で、麻酔維持時には、150 mL/hr 程度の輸液速度で投与するということになりますね。

邦夫先生：そうですね。

詳細解説 ▶ ちょっと復習：輸液の 4-2-1 ルール

　私たちが安静にしている状態で必要な水分量を計算するのに便利なのが、4-2-1 ルールです（p.104 参照）。これは体重が 10 kg までは 4 mL/kg/hr、10 kg から 20 kg までは 2 mL/kg/hr、20 kg 以上は 1 mL/kg/hr で算出するというものです。

　たとえば 5 kg の乳児であれば、安静時の維持輸液量は 5 × 4 = 20 mL/hr になります。15 kg の幼児であれば 10 kg ＋ 5 kg と分けて 10 × 4 ＋ 5 × 2 = 50 mL/hr、60 kg の人であれば 10 kg ＋ 10 kg ＋ 40 kg と分けて、10 × 4 ＋ 10 × 2 ＋ 40 × 1 = 100 mL/hr になります。この 4-2-1 ルールで算出した輸液速度を基準にして、患者さんに脱水があれば多めに、逆に水分過多の状態であれば少なめに輸液します。

　しかし、麻酔中はそれまでの絶飲食時間を考慮してその不足分を補い、また出血や浮腫などによって血管外に漏れ出る量も考慮して、多めに輸液します。最近では過剰輸液が予後を不良にすることが報告されていて、輸液量をより少なく管理する傾向にあります。

● 輸液製剤

邦夫先生：急な出血に対しては、リンゲル液では間に合わずに血圧が低下して末梢循環が維持できないことがあります。そのような場合には、アルブミン製剤や HES の輸液製剤を使用します。これらの輸液製剤は、高分子で血管内に留まることで効率的に循環血液量を維持できるのです。もちろんヘモグロビンの減少に対しては、輸血を考慮します。

　これからの麻酔は、代謝や栄養についても考慮して行わなければならないのですが、それは二人が卒業して研修に来たときに勉強しましょう。近い将来、二人が臨床の場で働く頃には、人工血液やもっと有効な輸液製剤が開発されているかもしれません。

　そこまで話したところで、邦夫先生の院内 PHS がまた鳴り出しました。

邦夫先生：どうやらまた急患みたいだね。ちょっと失礼するよ。

9.2 循環血液量の減少を抑える

夏樹：輸液だけでも、面白いことがいっぱいあるね。

裕子：難しいけれど、これからは生理学などもがんばって勉強するわ。

詳細解説 ▶ 循環血液量

10時間の絶飲食の前後で循環血液量は変わらないという研究があります。循環血液量が変化しないのなら、麻酔導入時の血圧低下は昇圧剤で対応すべきという意見もあります。しかし、これは全体の水バランスを無視した意見だと思われます。絶飲食していなければ、400 mLの献血をした後でも間質から水分が補われて循環血液量の減少は補正されます。しかし、長時間の絶飲食の後に400 mLの献血をしたらふらふらになってしまいます。

出血が予想される手術では、手術の数日前から経口で十分に水分を摂取させ、麻酔導入時から不足水分量をリンゲル液で補うように輸液します。ただし、まだ出血していない導入時からアルブミンやHESのような高分子コロイドを含んだ輸液はしません。脱水の強い患者さんでは導入時に投与した高分子を含む輸液製剤は血管内に留まって循環血液量を保持しますが、間質への水分補給効果は少なく、出血時には循環血液量の適切な維持が難しくなります。

まめ知識　体内水分量の調節

長時間お風呂に入ったり、プールで水に浸かっていると排尿したくなることがあります。これは水圧によって体外から圧迫されるため、心臓へ戻る血液量が増加し、心房が伸展されることにより利尿ホルモンが分泌され、利尿が促されるためです。また、プールからあがるときには重力を強く感じて体が重く感じられます。さらに水からあがると水圧が解除されるため、一時的な軽い循環血液量不足状態になり、脱力感が増強されます。

私たちが立ったり座ったりしているとき、心臓は重力に逆らって血液を押し上げる必要が生じます。心機能が低下したり、循環血液量が減少すると血液が押し上げられなくなります。しかし、寝たきりであれば、このような負荷は心臓にかかりません。必要のない水分は尿として排出されるため、脱水傾向が強くなり、若年者でも寝たきりの患者さんだと心機能が低下していることがあります。

133

第 9 章 ● 体内の水分量と輸液

> **まめ知識** **睡眠時無呼吸症候群と利尿**
>
> 　睡眠時に気道が閉塞して無呼吸が惹起されることがあり、睡眠時無呼吸症候群
> （Sleep Apnea Syndrome：SAS）として知られています。吸気時に気道が閉
> 塞して無呼吸になる場合には、胸腔内が強い陰圧になります。そのため静脈還流
> 量が増加し、心房が伸展されて心房性利尿ホルモンが分泌され、利尿が促されま
> す。夜間になんどもトイレに行くような場合には SAS を疑って検査をしたほう
> が良いですね。

まとめ　　循環維持にも水分管理は重要です。患者さんの状態や手術内容を考慮して、適切に行うことが重要です。循環が破綻すると患者さんは危機的な状況に陥ってしまうので、急な出血などに対しても速やかな対処が必要です。

第10章

麻酔症例 ❶

全身麻酔
～乳がん

この章で学ぶ Point

この章では、実際に乳がんの手術を受ける成人女性患者さんの麻酔管理の流れを紹介します。乳がんは最近増加している病気です。
武志先生の回想をもとに、ここまでに学習した、麻酔導入から覚醒までの全身麻酔の流れを、おさらいしておきましょう。

　今日の全身麻酔症例がすべて終了し、武志先生は麻酔科医控え室でコーヒーを飲みながら、今朝の麻酔導入からのことを思い返していました。

　症例は45歳の女性で、手術は左乳房にできた乳がんの全身麻酔下での切除術だった。この手術では、原発病巣の乳房をなるべく温存し、かつ、腋窩リンパ節も郭清した。

■ミニ解説▶リンパ節郭清術
　乳がんはリンパ液の流れを介して腋窩リンパ節に転移しやすく、転移の疑われるリンパ節を切除するのがリンパ節郭清術です。

●患者さんの到着

　身長は155 cmで体重は50 kgだった。術前の検査では異常はなく、全身疾患や手術の既往も特にない。搬入口で患者氏名と手術部位を確認し、車椅子で手術室に搬送した。途中の廊下で「昨夜眠れたかどうか」「早朝に飲水したかどうか」を確認した。簡単な会話は、患者さんの緊張をほぐすことにもなる。

　手術室に搬入して、まず心電計の電極を貼り、右上腕に血圧計のカフを装着した。その間に看護師がパルスオキシメーターのプローブを患者さんの指先に装着した。

135

第 10 章●全身麻酔　乳がん

●静脈路の確保と麻酔薬の投与

　心電図はⅡ誘導を表示し、術前の心電図波形と差がないことを確認した。普段の血圧は 120/70 mmHg 程度だが、多少緊張があるのか、心拍数は毎分 70 回で血圧は 140/85 mmHg と普段よりわずかだが上昇していた。室内気での経皮的酸素飽和度は 98％だった。

　静脈路を右前腕から確保した。邦夫先生がいつの間にか手術室の隅にいることに気がついた。邦夫先生の視線を感じていたが、今回も 1 回で成功したのでほっとする。1％ブドウ糖の入ったリンゲル液の輸液を開始する。

　ここで麻酔導入の準備を一瞥して確認する。気管チューブや喉頭鏡などの器具は、いつも通りカートの上にきちんと並べてある。自動血圧計の測定間隔を 1 分ごとに設定する。準備しておいた薬剤を邦夫先生に渡し、マスクを患者さんの顔に当てて酸素投与を開始する。このときの麻酔回路への流量が少ないと、患者さんが十分に吸気できない。そこで麻酔器の酸素流量を毎分 6 L に設定して、マスクがぴったりフィットした状態で 3 回ゆっくりと深呼吸してもらう。

　邦夫先生に、「フェンタニル 200 μg（麻薬性鎮痛薬：鎮痛）とアトロピン 0.3 mg（副交感神経遮断薬：迷走神経反射による徐脈の予防）をお願いします」と伝え、患者さんには、フェンタニルによる咳を予防するために「何回かのどの唾を飲み込んでください」と指示して嚥下運動をさせた*。邦夫先生は、患者さんの様子を見ながらまずフェンタニルをゆっくり投与して、それからアトロピンを投与した。ここで患者さんに「少し体が温かくなる感じがして、少しだけぼーっとするかもしれません。ゆっくりと息をしていてくださいね」と話しかけた。

　時計を見ながら 1 分半ほど待った。この間に、左手前腕に筋弛緩モニタリングができるように電極を 2 つ貼付した。邦夫先生に「ミダゾラム 6 mg（静脈麻酔薬：催眠）お願いします」と伝えて、患者さんには悪心がないことを尋ねて「それでは眠くなりますよ。眠くなったらどうぞそのまま眠ってください」とお話しした。邦夫先生はゆっくりとミダゾラムを

＊**フェンタニルによる咳**：fentanyl induced cough と呼ばれる咳で、嚥下運動や息こらえなどで軽減できます。激しい咳は一過性の血圧上昇などを引き起こすこともあります。稀ですが重篤な合併症につながります。

136

投与した。1分もしないうちに患者さんの呼吸が小さくなり、わずかに心拍数が低下した。

ミダゾラムだけ投与したのでは入眠までに結構時間がかかったり、患者さんが興奮したりすることもあるけれど、フェンタニルを先行投与しておくと速やかに入眠させることができる。それでいて健忘作用も強い。何よりもミダゾラムの良い点は、プロポフォールのような血管痛もないし、血圧低下をきたすことが少ない。この時点で心拍数は毎分65回、血圧は115/68 mmHgだった。

呼びかけても反応はなく、睫毛反射も消失していることを確認して、邦夫先生に「ロクロニウム 35 mg（筋弛緩薬：咳・体動予防）をお願いします」と声をかけた。邦夫先生は、ロクロニウムを投与した。筋弛緩モニターで、電気刺激による筋収縮を確認する。そこから1分半ほど待ち、筋収縮がなくなって筋弛緩作用が十分に効いたところで、気管挿管した。

●気管挿管

まず患者さんの頭部を後屈させ、下顎を前に出すようにしながら開口させた。右手の人差し指で上顎の歯に力をかけて、首が十分に伸展するようにした。左手に持った喉頭鏡のブレード部分を、舌の右側から舌を左側によけるようにしながら咽頭まで挿入する。右手の親指を使って、上唇を傷つかないように避けた。喉頭鏡を持つ手に力を入れないように注意しながらそっと咽頭をのぞき込む。喉頭蓋が少し奥に見える。ブレードを喉頭蓋の付け根までそっと進める。喉頭鏡を手首でこじるように使うと歯牙を損傷するので、手首を返さず、肘で押し上げるように注意する。そしてブレードの先端部分で喉頭蓋を持ち上げるようにすると、声門がしっかりと見えた。声門から目を離さないようにして、邦夫先生が渡してくれた気管チューブの先端を声門の奥に進めるように挿管する。チューブの先端が声門を越えて進むのをしっかりと確認できた。

マーカーラインが声門に来るまで進め、その位置が変わらないように気をつけながら喉頭鏡のブレードを口腔内から引き抜く。カフに空気を入れ、テープでチューブを仮固定する。回路をつないでバッグで換気すると呼気の水蒸気で気管チューブの内側が曇る。吸気に合わせて胸郭が膨らむ。

自分でバッグを押して換気しながら肺野を聴診して、左右の肺の吸気音を確認し、また上腹部を聴診して胃泡音がしないことを確認する。モニター上でカプノメーターのきれいな台形の呼気二酸化炭素の波形が出ていることを確認する。この時点で心拍数は毎分70回、血圧は109/65 mmHg、BIS値は63だった（**図10.1**）。

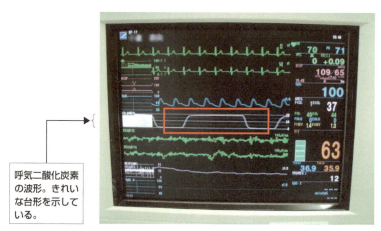

呼気二酸化炭素の波形。きれいな台形を示している。

図10.1　モニター画面

●換気（人工呼吸器）の設定：従圧式

テープ固定を追加し、人工呼吸器による陽圧換気を開始する。人工呼吸器の設定を従圧式にして、回路の流量を、酸素を毎分1 L、空気を毎分2 Lにした。呼吸回数は毎分12回で、気道内圧を14 cmH$_2$O、PEEPを5 cmH$_2$Oに設定すると、1回換気量がちょうど400 mLだった。気化器の目盛りを1％に設定してセボフルラン（吸入麻酔薬：麻酔状態の維持）投与を開始した。眼を保護するシールを貼り、看護師が導尿用カテーテルを尿道から挿入して膀胱に留置した。さらに体温計を直腸に挿入してもらい、直腸温をモニターした。

ここで邦夫先生が、「いい麻酔導入だったね。何かあったらすぐに連絡してね」とひと声かけて、手術室を出て行った。

ミニ解説▶換気の設定

　人工呼吸は従量式がよいか従圧式がよいかという議論は以前からありました。近年は従圧式がよいという意見が優勢でしたが、最近は従量式がよいという意見も盛り返しています。私見ですが、きちんと1回換気量を監視しながら従圧式で換気するのがよいと考えています。

●手術の開始と麻酔維持

　輸液を100 mLの抗生剤入りの生理食塩水に変更したところで、外科の先生が消毒を始めた。この時点でBIS値が60だったので覆布がかけられるとセボフルランの濃度を1.5%に上昇させ、さらにフェンタニル200 µgを追加投与した。

ミニ解説▶①セボフルランによる麻酔維持と②フェンタニルの追加投与

　①セボフルランは麻酔深度を維持する目的で投与を開始しました。
　②手術が開始されるので、鎮痛効果のため、フェンタニルを追加投与しました。

　20万倍アドレナリン*を添加した1%リドカインで、局所浸潤麻酔をしてから手術が始まった。この時点で、心拍数は毎分60回、血圧は102/59 mmHgだった。皮膚切開を加えられても血圧と心拍数は変化しなかった。BIS値も40だったので、セボフルランの濃度を1.2%に下げた。

ミニ解説▶セボフルラン濃度を下げる

　手術侵襲が加わっても状態が安定していたので、過剰な麻酔薬投与を避けるため、セボフルラン濃度を下げました。

　抗生剤の投与が終了したので、輸液をリンゲル液に戻し、毎時150 mLに輸液速度を調節した。

　腋窩リンパ節郭清の途中で心拍数は毎分72回、血圧は130/76 mmHgに上昇したので、フェンタニル100 µgを追加投与した。

＊**20万倍アドレナリン**：一部の領域で使われる用語法。アドレナリンの原液は1 mg/mLで、1 g（1000 mg）の溶媒に1 mgのアドレナリンが含まれます。そこでこれを「千倍」と呼びます。10倍に希釈（1 mg/10 mL）なら1万倍、20万倍はそのまた20倍＝1 mg/200 mL。市販のアドレナリンのアンプルは1 mL中に1 mgのアドレナリンが含まれています。比重はほぼ1なので、1 g（1000 mg）の溶液の中にアドレナリンが1 mg含まれていることになります。すなわち1/1000がアドレナリンなので、これは千倍のアドレナリンになります。つまり、この溶液を1/200含んだ局所麻酔薬が20万倍のアドレナリンを添加した局所麻酔薬になります。

第 10 章●全身麻酔　乳がん

■**ミニ解説▶フェンタニルの追加投与**
　痛みによって心拍数と血圧が上昇したと判断したので、鎮痛薬であるフェンタニルを追加投与しました。

　そこで先輩の博司先生がお昼ご飯の交代に来てくれたので、麻酔経過と手術の状況について申し送りを行って、麻酔科医控え室に戻った。

　お昼のお弁当を手早くすませて、トイレによってから手術室に戻ると、腋窩リンパ節郭清は終了していて、乳房の病巣の切除が進められていた。

　博司先生は「リンパ節郭清が終わってからフェンタニル 100 μg を追加したよ。セボフルランの濃度は 1.2％のままで維持したから。もうちょっとだから、がんばって」と言うと、別の手術室の麻酔科医の食事交代のために出て行った。この時点で、心拍数は毎分 62 回、血圧は 105/61 mmHg、BIS 値は 52 だった。

　その後は、セボフルランの濃度は 1.2％で維持し、血圧と心拍数は安定していた。

●手術の終了　〜覚醒へ

　縫合が始まると、鎮痛薬であるアセトアミノフェン 750 mg を、ゆっくりと静脈内に点滴投与した。手術終了と同時に邦夫先生を呼ぶ。邦夫先生が来る前に、手早く眼の保護のためのシールをはがして、看護師さんに直腸の体温計を抜いてもらった。

　そこに邦夫先生が入って来た。「最終の体温はいくらだった？」と聞かれたので 36.8℃であることを告げると、「それでは覚まそうか」と言われ、セボフルランの気化器の目盛りを回して、投与を中止した。吸入酸素濃度を 80％に上昇させて流量を毎分 6 L に増やし、刺激しないようにした。

　10 分足らずで、呼気セボフルラン濃度は 0.2％まで低下し、血圧は 132/76 mmHg まで上昇した。邦夫先生に「そろそろ目を覚ますよ」と言われたので、いつでも抜管できるように準備を確認した。

　セボフルランを中止してからちょうど 10 分、邦夫先生の合図で人工呼吸器を止めて、患者さんの肩を優しく叩いて呼びかけた。患者さんはすぐに目を開けたので「手術は終わりましたよ。まだ管が入っているので声は出せません。ゆっくりと大きな息をしてください」と呼びかけた。

140

患者さんがゆっくりと呼吸を始める。患者さんの手のひらに触れ、「手を握ってください」と声をかけてしっかりと握れることを確認し、さらに「開いてください」と声をかけて手を離せることも確認する。反対の手でも確認した後、呼吸数は毎分15回で1回換気量は340 mL、呼気の二酸化炭素分圧は41 mmHgだったので、手早く気管内吸引を行って抜管した。マスクを密着させて酸素を投与しながら、3回ほど深呼吸を促した。

　患者さんはしっかり覚醒している。「痛くないですか？」「寒くないですか？」「気分は悪くないですか？」という質問にも「大丈夫です。ありがとうございます」と、しっかり答えてくれた。

　邦夫先生に患者さんを見てもらっている間に、素早く電子カルテの麻酔記録を整理した。最後に邦夫先生にサインをもらい、病棟に連絡して患者さんのお迎えをお願いした。手術部の患者搬入搬出口まで付き添い、白衣に着替えて来た担当医に麻酔経過を簡単に報告した。さらに邦夫先生が担当医に術後管理の要点を説明して、患者さんを見送った。

第11章

麻酔症例❷

全身麻酔
～口蓋形成術

この章で学ぶPoint

小児は、ただの小さな成人ではありません。静脈路を確保するだけでも困難なことがあり、吸入麻酔薬セボフルランを用いた緩徐導入もよく行われます。気管挿管や麻酔維持でも、成人とは違った注意が必要です。
この章では、口蓋形成術という顎顔面の奇形に対する手術の麻酔管理を通じて、小児麻酔での注意点を確認しましょう。

　今日の全身麻酔症例が終了したので、博司先生は麻酔科医控え室でコーヒーを飲みながら、今朝の口蓋形成術症例の麻酔導入からのことを思い返していました。

　症例は1歳6か月の男児で、手術は口蓋裂に対する口蓋形成術だった。

ミニ解説▶口蓋裂

　胎児期にうまく口蓋が形成されないために、先天的に口蓋の真ん中が癒合していないという病態です。早く手術をしないと言語の習得に問題が生じます。しかし、早すぎると上顎の発育が悪くなるので、通常は1歳半頃に手術します。口蓋形成術は口蓋骨から組織を剥離して、それを咽頭側に移動させて縫い合わせることで癒合していない裂の部分を塞ぎます。

●患者さんの到着

　身長は75cmで体重は9.5kgだった。術前の検査では異常はなく、他の奇形やアレルギーの既往も特にない。母親に抱いてもらったまま手術室に搬送した。途中の廊下で「昨夜はよく眠りましたか？」「早朝に飲水しましたか？」と母親に今朝までの状況を確認した。母親はかなり緊張している様子だった。

　手術室には前もってビデオモニターを準備して、子どもが大好きなアンパンマンのビデオを流しておいた。手術室に搬入して患児を手術台の上に

仰向けで寝かせ、母親に手を握ってもらったまま、まずパルスオキシメーターの小児用のプローブを指先に装着し、心電計の電極を貼付した。患児はビデオに見入っていた。

●静脈路の確保と麻酔薬の投与

　乳幼児は覚醒しているときの静脈路確保が難しい。この症例の導入も吸入麻酔薬セボフルランをマスクで吸入させ、しっかり入眠したところで静脈路を確保することにした。母親に患児の左手をしっかり握ってもらって、邦夫先生は患児に身体を寄せて右手と上半身を押さえて、さらに頭部も支えてくれた。そこで麻酔回路の酸素流量を 6 L/ 分にし、セボフルラン濃度を 8％に上昇させた状態で、マスクを顔に当てて吸入させた。

　マスクを嫌がっていたのは 20 ～ 30 秒ほどだっただろうか、患児はむずがって泣いたが、すぐに入眠した。そこで看護師が母親を手術室から送り出した。片耳聴診器を左胸に置き、右上腕に血圧計のカフを装着した。また、邦夫先生とマスクでの換気を交代してもらい、左手背から静脈路を確保した。2 回失敗してしまい、邦夫先生と交代すると、邦夫先生は 1 回で上手に確保された（いったいどこが違うのだろう？）。輸液製剤は、1％ブドウ糖の入った酢酸リンゲル液を選択した。

　この時点で、心拍数は毎分 118 回で血圧は 82/55 mmHg だった。経皮的動脈血酸素飽和度（SpO_2）は 100％だった。

　ここで麻酔カートを一瞥して挿管の準備を確認した。気管チューブはカフのない内径 4.5 mm を用意していた。

> **ミニ解説▶乳幼児や小児の場合の気管チューブ**
> 　乳幼児や小児の場合は声門のすぐ奥で気管が細くなっていると考えられていました。実際には声門部が最も狭いのですが、カフで気管粘膜が圧迫されて腫脹すると気道閉塞をきたす恐れがあると考えられていて、カフのない気管チューブを使用することが一般的でした。近年は、世界的に小児でもカフの付いたチューブを使用することが多くなってきています。日本でもカフ付きのチューブが徐々に増えています。

●気管挿管

　喉頭鏡などの器具は、いつも通りカートの上にきちんと並べてある。
　自動血圧計の測定間隔を 1 分ごとに設定する。準備しておいた薬剤を邦

夫先生に渡し、「アトロピン 0.1 mg（副交感神経遮断薬：迷走神経反射による徐脈の予防）と、ロクロニウム 6 mg（筋弛緩薬）、フェンタニル 30 μg（麻薬性鎮痛薬）をお願いします」と言うと、邦夫先生は患者さんの様子を見ながらアトロピンとロクロニウム、フェンタニルを投与してくださった。

　セボフルラン濃度を 5% に下げて、時計を見ながら 1 分半待つ。気管挿管操作を開始した。まず患児の頭部を少し後屈させ、下顎を前に出すようにしながら開口させた。左手に持った喉頭鏡のブレード部分を、舌の右側から舌を左側によせるようにしながら咽頭まで挿入する。力を入れないように注意しながらそっと咽頭をのぞき込む。喉頭蓋が少し奥に見える。ブレードを喉頭蓋の付け根までそっと進める。無理な操作で傷つけないように注意しながらブレードの先端部分で喉頭蓋を持ち上げるようにする。乳幼児や小児は喉頭の位置が高く、声門はよく観察できた。声門から目を離さないようにして邦夫先生が渡してくれた気管チューブの先端を声門の奥に挿管する。「乳幼児の挿管の場合、気管チューブは無理に気管の中を進めるのではなく、置くように挿管するのだよ。」という邦夫先生の言葉を思い出しながら操作を行った。抵抗なく気管チューブは進められ、挿管は容易だった。この時点で心拍数は毎分 135 回、血圧は 96/65 mmHg だった。

　素早くマスクを外して気管チューブを回路に接続する。患児の口元に耳を寄せて、バッグを押して回路に圧をかけていくと、気道内圧 20 cmH$_2$O でリーク（漏れ）の音が聞こえた。

> **ミニ解説▶チューブの太さの確認**
>
> 　気管に対してチューブが細すぎると、吹き込んだガスがすぐに漏れて陽圧換気ができません。逆に高い圧をかけても漏れないということは、気管に対してチューブが太すぎて、抜管後に気管の粘膜に浮腫を生じて気道閉塞を来す恐れがあります。気道内圧 20 〜 25 cmH$_2$O 程度でリーク（漏れ）があるのが適切です。チューブのサイズが合わないときには、細めのチューブを選択して咽頭を濡れガーゼでパッキングするという方法もあります。

　一度気管チューブを外してチューブの位置を舌の上にし、正中でチューブを固定する（**図 11.1**）。開口器がかかるときに、チューブ先端の位置が深くなることがあるので、チューブの深さは、12 cm に固定した。

　回路をつないでバッグで換気すると、それに合わせて胸郭が膨らむ。

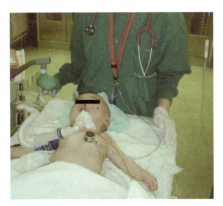

図 11.1　乳幼児の挿管後

　呼気に合わせて水蒸気で気管チューブの内側が曇る。自分でバッグを押して換気し、肺野を聴診して左右差なく換気されていること、また上腹部を聴診して胃泡音がしないことを確認する。モニター上でカプノメーターのきれいな台形の呼気二酸化炭素の波形が出ていることを確認した。

● 人工呼吸器の設定

　テープ固定を追加し、人工呼吸器による陽圧換気を開始する。回路の流量は、酸素を毎分1 L、空気を毎分2 Lにした。人工呼吸器の設定は1回換気量 100 mL、呼吸回数は毎分18回で、気道内圧は 14 cmH$_2$O だった。セボフルラン（吸入麻酔薬：麻酔状態の維持）の気化器の目盛りを3%に設定した。眼を保護するシールを貼り、看護師が導尿用カテーテルを尿道から挿入して膀胱に留置した。手術のために頭部を後屈させた体位を取った。さらに体温計を直腸に挿入してもらい、直腸温をモニターした。

　輸液を 50 mL の抗生剤入りの生理食塩水に変更したところで、外科の先生が消毒を始めた。覆布がかけられるとセボフルランの濃度を3%から4%に上げた。

> **ミニ解説** ▶ セボフルランの濃度を上げる
> 　手術の開始前に開口器を装着するが、このときの侵襲は気管挿管に相当するほど大きいので、麻酔状態をより深くするため、セボフルランの濃度を上げました。

●手術の開始と麻酔維持

開口器が装着され、無事に手術が開始されると（**図11.2**）、邦夫先生は、「何かあったらすぐに連絡してね」とひと声かけて、手術室を出て行った。

開口器による換気トラブルが生じなかったので、その後は吸入酸素濃度を40％にしてセボフルランの濃度を2.5％にした。血圧と心拍数は安定していた。抗生剤入りの生理食塩水が終了したので、輸液を最初のリンゲル液に戻し、毎時50 mLに輸液速度を調節した。

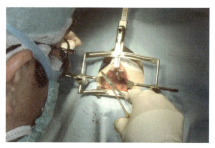

図11.2　唇顎口蓋裂縫合

まめ知識　嗅覚はすぐに慣れる

　刺激性の強い吸入麻酔薬はたくさんあります。笑気は無臭で、セボフルランは比較的刺激が少なく最初から高濃度で吸入させることができます。古い本で吸入麻酔薬の濃度を2呼吸ごとに0.5％上昇させると記載されているのは、ハロタンによる緩徐導入がもとになっています。イソフルランやデスフルランはハロタンよりも気道刺激性が強く、吸入麻酔薬を使用する緩徐導入には向きません。

　イソフルランによる緩徐導入が不可能かというと、まったくできないわけではありません。ごく少しずつ濃度を上昇させていくと、ヒトの嗅覚はイソフルランの刺激的な臭いであってもすぐ慣れてきます。

　他人が使用した直後のトイレは非常に臭いと感じますが、自分がトイレを使用しているときはあまり臭いと感じません。住居に独特な臭気があっても、そこに住んでいる人は気がついていないこともよくあります。運動後の自分自身の汗臭さなどは嗅覚がすぐに慣れてしまうのでわからないのです。

●手術の終了　〜覚醒へ

　手術が終了すると邦夫先生を呼び、看護師さんに直腸の体温計を抜いて
もらった。アセトアミノフェン 100 mg（解熱鎮痛薬）を術後鎮痛目的に
直腸内に挿入してもらった。邦夫先生が来る前に手早く眼の保護のための
シールをはがした。

　そこに邦夫先生が入って来た。「最終の体温はいくらだった？」と聞か
れたので 37.2℃であることを告げた。聴診したが気管・気管支内には分泌
物貯留によるゴロゴロ音は聞かれなかった。麻酔深度が十分に深い状態で、
一度だけ気管内吸引を行ったが分泌物はわずかであった。胃管を挿入して
胃内容物を吸引し、さらに口腔から咽頭にかけても十分吸引を行った。邦
夫先生に「それでは覚まそうか」と言われ、セボフルランの気化器の目盛
りを回して、投与を中止した。吸入酸素濃度を 70％に上昇させて、流量
を毎分 6 L に増やした。数分で、呼気セボフルラン濃度は 0.4％まで低下
した。

　邦夫先生に「そろそろ目を覚ますよ」と言われたので、いつでも抜管で
きるように、吸引などの準備を確認した。

　体動と嚥下運動が認められた後で開眼し、自発呼吸も十分だったのでそ
こで抜管した。手早く咽頭内を吸引した。マスクを密着させて酸素を投与
した。患児は啼泣したが、マスクを外してもパルスオキシメーターで経皮
的動脈血酸素飽和度が 97％前後で安定していた。そこで母親も一緒に来
るよう病棟からの迎えを依頼した。

　邦夫先生に患児を見てもらっている間に、素早く記録を整理した。最後
に邦夫先生にサインをもらい、小児用の柵のついた移動用ベッドで搬入口
に向かった。搬入口で迎えに来た母親に患児を抱っこしてもらった。母親
はわが子を抱いて安心したのか、うっすらと涙を浮かべているようだった。
担当医が白衣に着替えて来たので、麻酔経過を簡単に報告した。さらに邦
夫先生が担当医と母親に術後管理の要点として、嘔吐に注意することや飲
水時間などの指示をして患者さんを見送った（**乳幼児の麻酔管理は、本当に疲
れるけれど、やりがいがあるなぁ**）。

> **まめ知識 日本で初めての口唇形成術**
>
> 　口蓋裂と合併しやすい先天奇形に口唇裂があります。口蓋裂と同様に胎生期にうまく口唇が形成されなかったことが原因です。裂の位置は真ん中ではなく、右側か左側、もしくは両側になります。哺乳のことも考慮して、生後3か月くらいで口唇形成術を行います。
>
> 　華岡青洲が世界で初めて全身麻酔を行ったとされていますが、それよりも115年も前に琉球の高嶺徳明が補唇術（現在の口唇形成術）を行ったという記録があります。そのとき、全身麻酔も行ったという文献もありますが、こちらはまだ検証されておらず、表面麻酔だったのではないかとも考えられています。

　博司先生は、手術のあとに、邦夫先生からもらった乳幼児の静脈路の確保についてのアドバイスを思い出していた。

乳幼児の静脈路確保について

邦夫先生：乳幼児では静脈が見えないことはよくあります。そういうときは心の眼で見て血管を穿刺します。

博司先生：心の眼ですか？（心の眼っていったい何だ？）

邦夫先生：自分の手背を見てください。静脈の走行はどうですか。それぞれの指の腱の間にあるでしょう。乳幼児の場合でも、見えなくても血管は必ずあります。もちろんそれぞれの指の腱の間にあるわけです。ですので、手背で穿刺するのであれば、そこを狙うわけです。穿刺するときは貫いてもかまいません。そのかわりまず内針をゆっくりと引き抜きながら血液が逆流してくるところでカテーテルを挿入します。乳幼児の場合は細い穿刺針を使用するので血液の逆流はかなりゆっくりになります。だからその分だけ、ゆっくりと操作するのです。

　乳幼児の場合、下肢の内踝（内クルブシ）の脇にも穿刺しやすい大伏在静脈があります。解剖をしっかり理解しておくことが、心の眼で見る基本です。

博司先生：わかりました。ありがとうございます。

> **まとめ** 小児では、泣かせても先に静脈路を確保するのか、それとも吸入麻酔で眠らせてから静脈路を確保するのかは悩むところです。私自身は、乳幼児では重篤な全身性合併症がない限り、先に入眠させるほうを優先しています。以前は吸入麻酔薬としてハロタンがよく使用されていました。このときは緩徐に吸入麻酔薬濃度を上昇させて導入したので、緩徐導入と呼ばれます。しかし、セボフルランは気道刺激性が少ないので、最初から濃度を上げておいても導入できます。

まめ知識　新生児・乳児と成人のマスクの大きさ

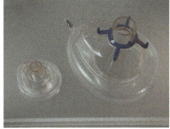

マスク（新生児と成人用）　　　ラリンジアルマスク（乳児と成人用）

　左の写真は顔に当てて使用するマスクで、右の写真は咽頭に挿入して喉頭を包み込むようにして声門上で気道を確保するためのラリンジアルマスクです。それぞれの写真の中の小さいほうが新生児や乳児に使用する最も小さいサイズで、大きいほうが成人用です。並べてみると、こんなに大きさが違うのがわかります。

> **まめ知識** 歯科治療での局所浸潤麻酔の注射の痛み

注射は痛いものですが、その痛みには2種類あります。1つは針を皮膚に刺すときに痛覚を伝える神経線維を傷つけると痛いと感じます。もう1つは薬液を注入するときに、注入圧や薬剤の刺激性によって侵害受容器が刺激を受けて痛いと感じます。

歯の治療を受けるときに歯肉に注射されることがあります。これは局所浸潤麻酔ですが、最初に針を刺されたときに「ちくっ」という鋭い痛みを感じ、薬液が注入されるときにも「ずーん」とする強い痛みを感じます。口腔粘膜は敏感で痛覚神経も豊富に分布しています。痛みは最も不快な感覚です。歯を削るときの痛みを取るために局所浸潤麻酔をするのに、その注射をすること自体が痛いのでは困ります（そういう歯医者さんでは患者さんが減ってしまいます）。

実際の歯科治療の局所麻酔では、刺入のときの痛みに対しては、細い針を使うことで痛覚神経に当たらないようにして、痛くないようにしています。さらに表面麻酔を併用して痛みをさらに減じるようにします。冷たい薬液が注入されると痛いので、注入する局所麻酔薬を温めて使用します。また、注入圧が高いと痛みが増すのでゆっくりと注入する自動注入器がよく使われています。

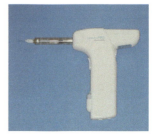
自動注入器

第12章

麻酔症例❸

区域麻酔
～帝王切開

この章で学ぶPoint

帝王切開の麻酔は、自然分娩ではなく帝王切開に至った経緯、すなわち母体と胎児の状態をよく理解することが重要です。
また、胎児への麻酔薬の影響を少なくするために区域麻酔が選択されることが多くなっています。
麻酔管理は母体だけではなく、胎児にも十分配慮することが大切です。

12.1 硬膜外麻酔と脊髄くも膜下麻酔

麻酔科医控え室で夏樹と裕子がひと休みしていると、そこに武志先生が慌ててやって来ました。

武志先生：そこにいたの。今から急患で帝王切開の患者さんが来るから、一緒においで。急いで準備しないと、患者さんは10分後に入室するからね。

二人は慌てて立ち上がり、武志先生について麻酔準備室へと急ぎました。

武志先生：患者さんは27歳の女性で、分娩停止のために緊急帝王切開になったんだ。全身麻酔に変更する場合も考えて、全身麻酔と区域麻酔の両方を準備するよ。区域麻酔は、**硬膜外麻酔**と**脊髄くも膜下麻酔**を併用するから。今は急いでいるので僕が準備するから、見ていてね。

そう言うと、武志先生はあっという間に麻酔カートの上に必要な物品を準備して、自ら麻酔カートを押して手術室に運んで行きました。

151

第 12 章 ● 区域麻酔　帝王切開

　手術室に麻酔カートを入れると、麻酔器、点滴回路、吸引と、てきぱき
と準備します。

武志先生：手伝わせてあげたいけど、抜かりがあると困るので見ていてね。
　　それと、こういう妊婦の患者さんは出産への期待と手術に対する不安
　　で気持ちが不安定になっているだろうし、区域麻酔で行うので覚醒し
　　ているから、あまり説明できないんだ。終わってから説明するから
　　（p.162 参照）、邪魔にならないところでおとなしく見ていてね。

　そこに邦夫先生がやって来ました。
邦夫先生：武志先生、準備はできたかな。患者さん、もうこっちに向かっ
　　ているっていう連絡があったよ。
武志先生：いつでも大丈夫です。
邦夫先生：硬膜外麻酔と脊髄くも膜下麻酔は、どこから穿刺するの。
武志先生：第 2 第 3 腰椎間に硬膜外カテーテルを留置して、脊髄くも膜下
　　麻酔は第 3 第 4 腰椎間で硬膜を穿刺して、フェンタニル 10 μg を加え
　　た 0.5％ 等比重[*1] ブピバカイン[*2] 2.2 mL を投与する予定です。
邦夫先生：この患者さんの体重はいくらかな？
武志先生：現在は身長が 162 cm で、体重が 58 kg です。
邦夫先生：わかった。それではちゃんと見ていてあげるから、がんばって
　　くれよ。夏樹君と裕子さんは、こっちの隅で静かに見ていてね。

　そこに産婦人科の先生が付き添って、患者さん（有田さん）が搬入され
て来ました。
　武志先生は、患者さんがベッドに移動したあと、まず脈を診て、そして、
背中の右側にクッションを入れて左側に少し傾くようにしました（p.164
参照）。そして、患者さんに名前を自分で言ってもらって、さらにタグを

＊1 等比重：等比重とは髄液とほぼ等しい比重に調整されているという意味です。高比重の局
　所麻酔薬は注入された後に重力によって下方に移動します。ベッドを傾けて効き目を調節す
　ることもできます。しかし、等比重であれば均一に広がります。

＊2 ブピバカイン：長時間作用型の局所麻酔薬

見て名前を確認した後、患者さんに声をかけながら、モニターの装着を始めました。

武志先生：有田さん、気分は悪くないですか？

有田さん：大丈夫です。気分は悪くありません。

武志先生：もう少しですから、一緒にがんばりましょう。それと気分が悪くなったりしたら、我慢せずにすぐに教えてくださいね。

有田さん：わかりました。よろしくお願いします。

血圧は 120/62 mmHg、心拍数は 72 回/分、経皮的動脈血酸素飽和度（SpO_2）は 98％でした。武志先生は、左前腕の静脈にカテーテルを留置し、リンゲル液の輸液を全開で開始しました。

武志先生：これから横向きになってもらいますが、右横と左横ではどちらが楽ですか？

有田さん：右横のほうが楽です。

武志先生：わかりました。

武志先生は患者さんの背中に入れたクッションを取りながら、患者さんに右横になるように促しました。

武志先生：それでは右下になって、背中をこちらに向けてください。そうして、無理のない範囲で、左手で膝を抱えてください。そして少しおへそを見るようにしましょう。そうそれでいいですよ。その姿勢でつらくないですか。

有田さん：つらくはありません。このままでいいですか？

武志先生：いいですよ。ちょっと触りながら背中に印をつけますからね。

武志先生は腰椎部を触りながら、穿刺部位がわかるように油性マジックで印をつけました。それから清潔な手袋をつけて、硬膜外麻酔用のキットを開けました（**図 12.1**）。

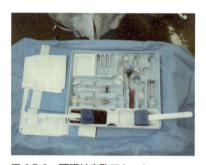
図12.1　硬膜外麻酔用キット

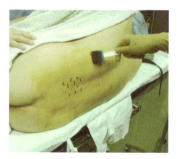
図12.2　穿刺部位の消毒

武志先生：それでは消毒を始めます。気分が悪くなったり、痛かったらすぐに教えてください。今から消毒しますから、少しひやっとしますよ。

　そう言うと武志先生は、看護師さんからポビドンヨードをトレーに入れてもらい、スポンジのハケで消毒を始めました。背中の中ほどから臀部にかけて広く消毒すると（**図12.2**）、滅菌されたビニールの覆布をかけます。

武志先生：滅菌された覆布をかけますよ。大丈夫ですか。

　患者さんがうなずくのを確認して、武志先生は邦夫先生が開封してくれた局所浸潤麻酔用の1%リドカイン10 mLをシリンジ（注射筒）に吸引し、脊髄くも膜下麻酔用の0.5%ブピバカインをアンプルから2.2 mLだけ別のシリンジに吸引しました。

武志先生：太い針を刺す前に、今から細い針で局所麻酔します。チクッとしますが、ちょっとだけ辛抱してください。

　武志先生は23 G*の針をリドカインのシリンジに付けて、第2第3腰椎間にリドカイン5 mLで局所浸潤麻酔しました（**図12.3**）。

＊23 G：針の太さはG（ゲージ）という記号を使います。Gの数字が大きくなるほど、針は細くなります。23 Gは外径0.65 mm、内径0.40 mm。

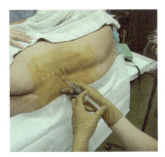

図 12.3　局所浸潤麻酔

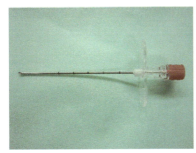
①全体

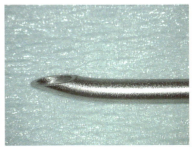
②針の先端

図 12.4　Tuohy 針

武志先生：これから太い針を刺しますが、痛かったらすぐに言ってください。

有田さん：わかりました。

　武志先生は、硬膜外カテーテルを挿入するためのTuohy（トゥーイ）針（硬膜外腔穿刺専用の針*）（**図12.4**）を、第2第3腰椎間の真ん中の位置から、頭側に少し針を傾けた状態で穿刺します。3 cm足らず進めたところで靭帯に刺入する感覚が得られたので、Tuohy針に生理食塩水で満たしたシリンジをつけて、圧を軽くかけながらさらに進めました（**図**

＊**硬膜外腔穿刺専用の針**：外径1.2〜1.6 mmのサイズがあります。Tuohy針は、先端側方に開口している針です。

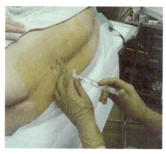
図12.5 圧をかけながら進める

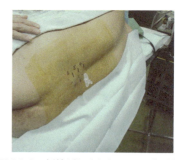
図12.6 抵抗がなくなりシリンジを外す

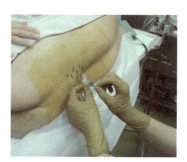
図12.7 カテーテル挿入

12.5)。ちょうど4.5 cm進めたところで抵抗がなくなりました。そこでシリンジを外しました（**図12.6**）。

　抵抗がなくなったということは、黄靱帯をつらぬいて硬膜外腔に針の先端が届いたということです（p.163参照）。

武志先生：痛くないですか。
有田さん：大丈夫です。
武志先生：それでは今からカテーテルを挿入しますから、ぴりっとしたり、何か異常が感じられたら、すぐに教えてください。
有田さん：わかりました。

　武志先生は慎重にカテーテルを挿入して（**図12.7**）、7 cm程度カテーテルを進めたところでTuohy針を抜きました。そしてカテーテルの長さ

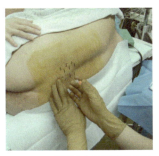 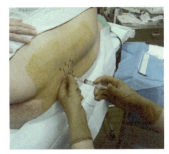

図 12.8　脊髄くも膜下麻酔開始　　図 12.9　脊髄くも膜下腔に薬液注入

を硬膜外腔に 5 cm 挿入した深さ、つまり穿刺部位の皮膚から 9.5 cm 進めたところで、シリンジで陰圧をかけて血液や髄液が吸引されないことを確認しました。

武志先生：有田さん、大丈夫ですか。あと下半身を麻痺させるお薬を注射したら終了しますからね。ちょっとだけチクッとしますが、もう少しがんばってください。

　武志先生は、25 G の太さの脊髄くも膜下麻酔針を、第 3 第 4 腰椎間に進めて行きます（**図 12.8**）。深さが皮膚から 4 cm を過ぎたところで、わずかな感触の変化があったので内針を抜きました。そうするとゆっくりと髄液が逆流してきます。針先がしっかりと脊髄くも膜下腔内にあることを確認するために、針を回転させてどの方向からでも髄液が逆流することを確認しました*。その後に、フェンタニル 10 μg を加えた長時間作用型の局所麻酔薬 0.5％ブピバカイン 2.2 mL を緩徐に注入しました（**図 12.9**）。

武志先生：今、終わりましたからね。カテーテルをテープで留めたら上向きになりますよ。

***髄液の逆流**：脊髄くも膜下腔は髄液で満たされているので、髄液の逆流があるということは、脊髄くも膜下腔に針先が刺入されていることを示します。

第12章●区域麻酔　帝王切開

　武志先生は手早くカテーテルをテープで固定し、患者さんを仰臥位にすると、また右側の背中にクッションを入れて左側に少し傾くようにしました。すでに1本目のリンゲル液の輸液ボトルが終了しかかっていたので、2本目のリンゲル液のボトルに交換して全開で輸液を続けます。

　このときの血圧は105/57 mmHg、心拍数は78回/分、経皮的動脈血酸素飽和度は98％でした。

武志先生：冷たく感じなくなったら教えてください。

　武志先生はアルコール綿を用いて患者さんの右胸から右の腹部、右の鼠径部、右大腿部を順に触っていきます。患者さんは、鼠径部で冷たく感じなくなりましたと訴えました。左側も同様に鼠径部で冷たく感じなくなったようです。

武志先生：チクチクしたら教えてください。

　武志先生は、今度は脊髄くも膜下麻酔針の内針を用いて、大腿部から鼠径部、腹部、胸部へと皮膚をつついていきます。患者さんは、右の上腹部からチクチクすると答えました。左は下腹部からチクチクすると答えました。つまり右側は腹部まで、左側は鼠径部まで痛覚が消失しているようです。

詳細解説 ▶ 局所麻酔薬作用の発現の順番

　神経線維は太さの順に、神経軸索線維を包む髄鞘を持つ有髄神経のA線維とB線維、髄鞘のない無髄神経のC線維に大別されます。局所麻酔薬は、基本的に細い線維から効いていきます。しかし、C線維は最も細いにもかかわらず、B線維よりも遅く効きます。これはB線維が有髄神経であり、ランビエ絞輪（神経軸索線維を包む髄鞘に存在する間隙）にだけ作用すればよいためです（つまりB線維→C線維→A線維の順に遮断します）。

　実際には、局所麻酔によってまず自律神経が遮断された後、遮断される感覚は、①温冷覚②鋭い痛覚③鈍い痛覚④触圧覚の順になります。そのあとで運動神経が遮断されます。

158

武志先生：どうぞ体位をお願いします。

　武志先生が産婦人科医の深谷先生に声をかけました。それまで手術室の隅で待っていた深谷先生は、椅子から立ち上がりました。

深谷先生：有田さん、それではこれから手術しやすいように身体を動かしますね。何か苦しいことがあったら、すぐに言ってください。
有田さん：わかりました。今は大丈夫です。

　産婦人科の先生方が体位を取り終わると、武志先生は、脊髄くも膜下麻酔針の内針を用いてもう一度、鎮痛の範囲を確認します。このときは左右ともに上腹部まで効いて、鎮痛されているようでした。

武志先生：深谷先生、どうぞ消毒をしてください。
深谷先生：武志先生、ありがとう。有田さん、それでは消毒を始めます。

　消毒の後、清潔な覆布がかけられ、速やかに手術が開始されました。武志先生は患者さんの枕元にいて、話しかけます。
武志先生：どうですか。つらいことはないですか？
有田さん：大丈夫です。
武志先生：気分が悪かったり、痛みがあればすぐに言ってくださいね。

　手術開始から5分で胎児は娩出され、大きな産声を上げました。深谷先生が患者さんに声をかけます。
深谷先生：有田さん、元気な男の子だよ。よかったね。
有田さん：ありがとうございます。

　助産師さんが赤ちゃんを清潔なタオルに包んで、お母さんの枕元に連れて来ました。お母さんは赤ちゃんの頭をなでて涙ぐんでいます。夏樹も裕子も感動して涙が出そうになりました。

159

そのとき周産母子センターの担当医の先生が、武志先生にアプガースコア（Pick up 参照）は、1 分値が 9 で 5 分値が 10 だと、そっと報告しました。赤ちゃんは保育器に入れられて（**図 12.10**）、お母さんよりも一足先に手術室を出て行きました。

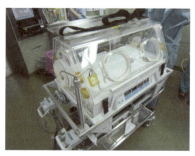

図 12.10　新生児用の保育器

Pick up　アプガースコア

アプガースコアは、出産直後の新生児の健康状態を表す指標です。発案者 Apgar の名前になぞらえ、**Appearance**-**皮膚の色**、**Pulse**-**心拍数**、**Grimace**-**刺激への反応**、**Activity**-**筋緊張**、**Respiration**-**呼吸**の 5 つの評価基準について 0 点、1 点、2 点の 3 段階で点数付けをして評価します。

	0 点	1 点	2 点
皮膚の色	全身がチアノーゼ（青紫色）	四肢にチアノーゼ	チアノーゼなし
心拍数	なし	100 未満	100 以上
刺激への反応	反応しない	顔をしかめる	泣く
筋緊張	弛緩している	四肢を少し動かす	四肢を活発に動かす
呼吸	呼吸しない	弱く泣く	強く泣く

評価は、娩出後 1 分と 5 分に行い、5 項目の合計点によって以下のように判断します。

0 〜 3 点：重症仮死、4 〜 6 点：軽度仮死、7 点以上：正常

まめ知識 女性麻酔科医アプガー

アプガースコアを考え出した女性麻酔科医アプガーは 1933 年に医科大学を卒業してコロンビア大学プレスビテリアン病院の外科研修医になりました。しかし、1929 年に始まった大恐慌のせいでもらえるはずだった奨学金が途絶えたために、卒業の時点で 5 千ドルの借金を背負ってしまいました。当時、外科の主任教授であったウィップルは、麻酔科医を欲しがっていました。そこで早く一人前になって借金を返せるということもあり、彼女に麻酔科医になることをすすめました。そこで、アプガーはその病院の麻酔看護師に麻酔を習い、次にウィスコンシン大学、さらにニューヨーク大学でも研修を受け、1938 年にプレスビテリアン病院の外科部門の麻酔科主任に就任しました。その後 1949 年にその職をパパーに引き継いで、自らは産科の麻酔を専門にするようになりました。彼女自身は生涯独身でしたが、新生児の状態を評価するアプガースコアの作成という偉大な業績を残しました。

ちなみにアプガーに麻酔科医になることをすすめたウィップルは、1935 年に膵頭十二指腸切除術に関する論文を執筆し、この手術を確立したことで有名になっています。

武志先生は血圧を測定した後に、子宮収縮薬であるオキシトシン 5 単位を点滴に入れて、緩徐に静脈内投与しました。そして硬膜外カテーテルから局所麻酔薬の 0.2 ％ロピバカインを 5 mL 投与しました。

30 分後には縫合処置も終了し、深谷先生が手を下ろし、有田さんに声をかけて、武志先生にも挨拶すると手術室を出て行きました。

武志先生：有田さん、お疲れさまでした。つらいことはないですか？
有田さん：先生こそお疲れさまです。私は大丈夫です。痛くもありません。
　　　今日は本当にありがとうございました。
武志先生：息苦しい感じもありませんか？
有田さん：手術中におなかを引っ張られたときには少し苦しかったですけど、ほんのわずかです。今はまったく大丈夫です。

武志先生は、手術前と同じようにアルコール綿と脊髄くも膜下麻酔針の内針を用いて、麻酔の作用範囲を確認しました。左右ともに胸骨の剣状突起の高さまで効いていました。血圧は 108/60 mmHg、心拍数は 75 回/分、

経皮的動脈血酸素飽和度は98％でした。武志先生は、硬膜外腔へ局所麻酔薬を持続投与するための持続注入器を付けました。

武志先生：有田さん、それでは病棟に戻りますよ。足はしばらくしたら少しずつ動かせるようになりますよ。またあとで病棟にうかがいますからね。
有田さん：今日は本当にありがとうございました。

　患者さんを送り出す武志先生に、邦夫先生は優しく声をかけます。
邦夫先生：武志先生、お疲れさま。今日は本当によい麻酔でした。
武志先生：ありがとうございます。

　夏樹と裕子は、邦夫先生について麻酔科医控え室に戻りながら、麻酔科医っていいなと思いました。

邦夫先生：それでは夏樹君と裕子さん、硬膜外麻酔と脊髄くも膜下麻酔について簡単に説明しますね。

硬膜外麻酔と脊髄くも膜下麻酔

●硬膜外麻酔

　硬膜は脳や脊髄を包んでいる結構しっかりとした膜で、脊髄ではこの硬膜の背中側の外側に硬膜と靱帯で囲まれた硬膜外腔というスペースがあります（**図12.11**）。この硬膜外腔にTuohy針という専用の針を用いて穿刺して、カテーテルを挿入して局所麻酔薬＊を注入し、その周囲の脊髄神経やそこから出ている神経根を麻痺させて知覚や運動を抑えるのが硬膜外麻酔です。

＊**局所麻酔薬**：局所麻酔薬は、神経線維の内側からナトリウムチャンネルを阻害して、神経の情報伝達を抑制する薬です。つまり局所麻酔薬を注射されると、感覚神経が麻痺して痛みや冷たさを感じなくなります。また、運動神経も麻痺して、筋肉は動かなくなってしまいます。

12.1 硬膜外麻酔と脊髄くも膜下麻酔

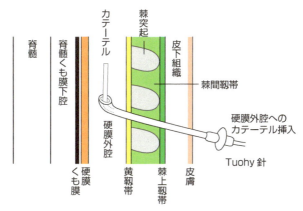

図 12.11 硬膜外麻酔

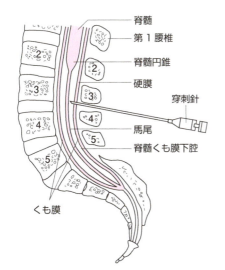

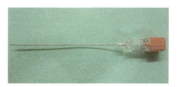

脊髄くも膜下用穿刺針

脊髄の下端は、第1腰椎の下端もしくは第2腰椎の上端までで、それ以下は馬尾になる。脊髄を傷つけてはいけないため、脊髄くも膜下麻酔は第2腰椎よりも下で穿刺する。きちんと穿刺できているかどうかは、脳脊髄液が穿刺針の内腔を逆流してくるかどうかで判断する。

図 12.12 脊髄くも膜下麻酔の穿刺位置と穿刺針

● 脊髄くも膜下麻酔

　脊髄くも膜下麻酔は、これも専用の針で、硬膜とその内側にある薄いくも膜を貫いて、脊髄くも膜下腔に局所麻酔薬を注入します。脊髄を傷つけてはいけないので、第2腰椎より下の脊髄の終末の馬尾と髄液が存在する脊髄くも膜下腔に穿刺します（**図 12.12**）。

163

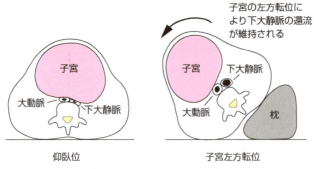

図 12.13　仰臥位低血圧症候群と子宮左方転位

● **血圧低下に注意**

　どちらの麻酔方法も交感神経に作用してその働きを抑えるので、血管が拡張して血圧が低下しやすくなります。武志先生が急速に輸液をしていたのは、循環血液量を増やして血圧低下を防ぐためです。

夏樹：妊婦さんに麻酔をかけるときに、気をつけることはあるのですか。
邦夫先生：子宮が下大静脈を圧迫することによって、心臓に戻る静脈血が減少して、血圧が著しく低下することがあります（仰臥位低血圧症候群）。仰向けのときに、武志先生が患者さんの右の背中にクッションを入れて左に傾けたのは、その圧迫を軽減するためなのです（**図 12.13**）。しっかりと横向きになるときには、左でも右でも患者さんの楽な側にしてあげると良いですよ。
裕子：妊婦さんは仰向けに寝ることがつらいというのは、このことなのですね。
邦夫先生：そうですね。このほかにも仰向けに寝ると横隔膜が大きなおなかで押し上げられて、呼吸がつらくなるでしょうね。
夏樹：アルコール綿や針のようなもので確認していたのは、麻酔がどこまで効いているかということなのですか。
邦夫先生：そうですよ。十分な範囲効いていないと、手術のときの痛みは我慢できないし、かといってあまり上まで効きすぎると横隔神経まで麻痺するので呼吸が止まってしまいます。

裕子：酸素は投与しないのですか。

邦夫先生：酸素を投与する施設も多いようですが、明らかに有効だという
エビデンスはないようですね。この患者さんには酸素を投与しません
でしたが、酸素飽和度をきちんとモニターしたうえで、娩出に時間が
かかる場合や母子に何か問題があれば、もちろん投与します。

裕子：わかりました。

邦夫先生：もうこんな時間になってしまいましたね。二人とも今日の経験
を生かして一生懸命勉強してください。

夏樹、裕子：ありがとうございました。

そこに武志先生が慌ただしく入って来ました。

武志先生：邦夫先生、病棟に行ったら先ほどの外科の症例が術後出血を起
こしたので、すぐに開腹したいそうです。

邦夫先生：わかりました。武志先生はすぐ準備にかかってください。術後
管理もあるので、ICU（集中治療室）への連絡を忘れないようにして
ください。

夏樹君、裕子さん、次は臨床実習で待っているからね。

邦夫先生も急いで麻酔科医控え室を出て行きました。

詳細解説 ▶ 帝王切開術の輸液

　帝王切開術を、硬膜外麻酔や脊髄くも膜下麻酔、およびそれらの併用で行った場合、
交感神経遮断によって血圧が低下するのを防ぐために、リンゲル液を急速投与します。
この際5%のブドウ糖を含んだリンゲル液を急速投与すると母体が高血糖になり、胎児
のインスリンが過剰に分泌され、娩出後の新生児が低血糖に陥る危険があります。その
ため帝王切開術ではブドウ糖を含まないリンゲル液が使用されてきました。

　しかし大切なことは高血糖を避けることで、そのためにブドウ糖をまったく投与しな
いというのは意味がありません。1%ブドウ糖を含むリンゲル液も市販されています。
適切なブドウ糖投与が大切です。ただし早産のケースでは、娩出前のブドウ糖投与で、
娩出後に新生児が低血糖に陥る可能性が残るため注意が必要です。

夏樹：麻酔って大変そうだけど、面白そうだし、感動することもあるね。
まだ先のことはわからないけど、将来は麻酔科医も悪くないね。

第 12 章 ● 区域麻酔 帝王切開

裕子：私もそう思うわ。幸子先生もがんばっているし、同じ女性として少
しあこがれるわね。

夏樹：そのためにも薬理学や生理学のような基礎科目をしっかり勉強しな
くちゃいけないね。

数年後に麻酔科で研修医として働く二人の姿が見られるかどうかはわか
りませんが、今回の実習がよい刺激になったのは間違いないようです。

> **まとめ**
>
> 　妊娠していると、子宮の圧迫で下大静脈を通って心臓に
> 戻る静脈血が減少し、その分、硬膜外腔の静脈叢を迂回す
> るようになります。そのためこの静脈叢が怒張して脊髄く
> も膜下腔が狭くなります。そのため妊婦さんの場合には、脊髄くも膜
> 下腔へ投与する局所麻酔薬の量を少なくします。
> 　フェンタニルを少量加えることにより、腹膜を牽引するときの痛み
> や悪心を軽減できます。ただし、投与量が多くなると鎮静作用が現れ
> ます。

エピローグにかえて

麻酔科学 〜よりよい麻酔管理を目指して

　麻酔とは適切な全身管理下に患者さんの精神的・肉体的苦痛をとり除き、侵襲的手術や検査を適切かつ安全に施行させる医療行為です。言い換えれば、周術期ストレスを十分に軽減し、呼吸・循環・代謝を適切に管理することです。

　よい麻酔管理は、周術期の安全性を高めるだけでなく、予後も改善します。

　全身状態のいい患者さんが侵襲の少ない手術を受ける場合には、麻酔管理の良し悪しはあまり問題にならないかもしれません。しかし、単に手術中に意識を消失させて、終わったら覚醒させるだけの麻酔は、重症症例における予後を明らかに不良にします。がんの切除手術では、麻酔中に出血が原因でショック状態に陥り血圧が低下すると、有意にがんの再発率が上昇することなどは、かなり以前から報告されています。

　いまだに「きちんと消毒して、抗生物質を投与すれば感染などしない。不潔な操作をするから感染するのだ」という外科医がいます。しかし、われわれの体内には多数の常在菌がいます。風呂あがりに身体を冷やすだけで免疫が低下し、風邪をひいたりします。このように低体温にするだけで感染のリスクは増大しますし、血液の凝固能を低下させて出血を増大させます。

　また高血糖も免疫を抑制し感染のリスクを増大させますが、術前の絶飲食やブドウ糖を含まない輸液を使用すると、きちんとした糖代謝が行われず、ケトン産生の増加や筋肉のタンパク質崩壊の増大を招きます。

　このように、全身麻酔を施行する場合には、意識消失ばかりに重点を置いてはいけません。患者さんと良好な信頼関係を築き、適切に苦痛をとり除くということが重要な要素です。さらに適切な体液管理によって循環動態を安定させ、代謝栄養状態を適切にコントロールし、低体温に陥らないようにする管理も重要なのです。不安や苦痛だけではなく、不安定な循環動態や低体温、栄養不足もストレスを患者さんに与えます。麻酔科学とは、このような周術期のストレスを軽減して安全に手術や侵襲的検査を行う医療技術にかかわる学問なのです。

第2版　著者あとがき

　本書の初版が出版されてから、7年が経ちました。当時から比べると筋
弛緩薬や吸入麻酔薬の使用状況も変わりました。また、呼吸管理ではリク
ルートメントなどの方法も工夫されています。一方で、麻酔の基本はまっ
たく変わっていないという感じもしています。

　私が東大病院で麻酔科研修を受けたとき、当時助教授であった諏訪邦夫
先生の指導を受けました。諏訪邦夫先生のことを知る先生の多くが、厳し
い先生だとおっしゃるのですが、私にとってはとても優しい先生でした。
怒鳴られたという記憶はまったくありません。当時、さまざまな臨床の技
術を諏訪邦夫先生から直接学ぶことができました。本当に幸運なことでし
た。優しいだけではなく、諏訪邦夫先生は素晴らしい業績も残されていま
す。とても届かないことはわかっていましたが、私は諏訪邦夫先生にあこ
がれ、少しでも近づきたいと思って今まで努力してきました。そこで、本
書の初版の監修をお願いしただけではなく、登場人物としてお名前を使わ
せていただきました。今回の改訂版でも初版と同様です。

　私は、前任の高知大学医学部麻酔科で、当時の諏訪邦夫先生と同じよう
に助教授として研修医や学生を指導しました。本書の「邦夫先生」は、東
大病院時代の諏訪邦夫先生であり、かつ高知大学時代の私自身です。また、
「武志先生」は、東大病院時代の私自身であり、高知大学時代に私が指導
した研修医でもあるわけです。

　私がこれまでの臨床から学んだことの一番は、「老いた患者さんは親と
思い、同年代の患者さんは兄弟と思い、そして幼い患者さんは自分の子ど
もだと思って診療にあたる。」ということです。これは私が研修医や学生
たちによく言っている言葉です。このことはすべての医療従事者にとって
最も基本的なことだと考えています。以前、某病院で私の母が骨折の整復

手術を受けたとき、手術室から病棟に戻ってきても半分眠ったようで目も開けられず、母は「痛い、痛い」と繰り返していました。担当したのは専門医の資格を持った麻酔科医でしたが、麻酔記録を見せてもらうと、明らかに痛みで血圧が上昇しているのに鎮痛薬はほとんど使っておらず、降圧薬と作用時間の長い鎮静薬が投与されていました。幸いに数日で回復はしましたが、あのときはとても悔しい思いをしました。

　人は必要とされる故に存在できるのです。病を持った人がいるからこそ医療に関わる医師や歯科医師、看護師、薬剤師などが必要とされ、手術を受ける患者さんがいるからこそ外科医や麻酔科医が必要とされるのです。医療に従事する者は日々の臨床に慣れることなく、病を持つ人の苦しみや痛みを理解し、謙虚にかつ真摯にその道を歩まねばなりません。静脈を穿刺するという手技一つをとっても、少しでも患者さんに余分な痛みを与えないように心掛けるということはとても大切なことなのです。

　本書を手にとってくださった皆様に、苦痛を取り除く麻酔科学という学問について、少しでも考えていただければ幸いです。

　稿を終えるにあたり、監修してくださいました諏訪邦夫先生、また貴重な助言を賜りました、飯島毅彦先生、山崎文靖先生、矢田部智昭先生に深謝致します。

2018年9月吉日

横 山 武 志

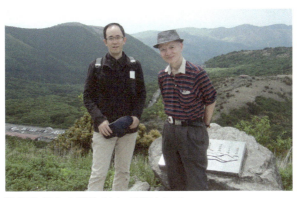

監修者（右）と著者（左）、沓掛山にて

171

索　引

数字・欧文

4-2-1 のルール　104, 105, 132
5%ブドウ糖液　102

ALT　37
ASA 術前状態分類（ASA physical status classification）　48
AST　37
BIS モニター　69
BMI　32
BUN（血中尿素窒素）　37
ChE（コリンエステラーゼ）　37
CK（クレアチンキナーゼ）　37
CRN（クレアチニン）　37
GOT　37
GPT　37
HES（ヒドロキシエチルスターチ）　103, 132
L 型コネクター　56
MAC　87
Mallampati 分類　49
$PaCO_2$（動脈血二酸化炭素分圧）　85, 92
PEEP（Positive End-Expiratory Pressure）　84, 94
SaO_2（動脈血酸素飽和度）　27
SpO_2（経皮的動脈血酸素飽和度）　27, 143
TCI（Target Control Infusion）　90
TIVA（完全静脈麻酔）　90
TOF 比　112, 113
TOF モニター（筋弛緩モニター）　68, 79, 113
Tuohy（トゥーイ）針　155, 162
Y アダプター　63

和文

《あ行》

アイントホーフェン（人名）　26, 42
青柳卓雄（人名）　27
悪性高熱症　47
亜酸化窒素（笑気）　21, 61
アシドーシス　91

アセトアミノフェン　147
アドレナリン　139
アトロピン　78, 86, 87
アプガースコア　160
アミノ酸製剤　112
アルカローシス　91
アルブミン　37
アルブミン製剤　103
アレンテスト　51
維持液　70
意識消失（健忘）　5
意識レベル　69
イソフルラン　5, 21, 146
一方弁　56, 63
胃泡音　82
エアウェイ　57
エアウェイスコープ　83
栄養輸液　107
横隔神経　164
オピオイド　20

《か》

開始液　70
外筒（カテーテル）　9, 17, 156
覚醒　4, 117, 119
片肺挿管　83
カテーテル（外筒）　9, 17, 156
カニスター　63
カプノグラフィー　27, 92
カプノメーター　27, 68
カルボカイン　23
換気設定　84
換気量　91
緩徐導入　89
完全静脈麻酔　90

《き》

既往歴　47
気化器　62
気管挿管　58, 80, 82
気管（挿管）チューブ　56, 58
基礎代謝量　107
キニーネ　23
機能的残気量　34
吸引　117
吸引セット　71

索引

吸引チューブ 58
急速導入 89
吸入麻酔薬 5, 21, 86
仰臥位低血圧症候群 164
局所浸潤麻酔 2, 150, 154
局所麻酔 2, 22
局所麻酔薬 158
棘間靱帯 163
虚血再灌流障害 109
筋弛緩モニター（TOF モニター） 68, 79, 113
筋弛緩薬 6, 86

《く》

クッシング（人名） 77
クラーレ 89
クリアウォーター 53
グリコーゲン 108
クレアチニン（CRN） 37
クレアチンキナーゼ（CK） 37
クレンメ 70
クロロホルム 21

《け》

経皮的動脈血酸素飽和度（SpO$_2$） 27, 143
血圧 25, 85, 97, 163
血圧計 25
血液検査 35
血中尿素窒素（BUN） 37
ケトアシドーシス 108
健忘（意識消失） 5

《こ》

口蓋形成術 142
口蓋裂 142
高血糖 109
抗コリンエステラーゼ薬 114
甲状オトガイ間距離 49
口唇形成術 148
喉頭鏡 57, 59, 81
喉頭展開 59, 81
硬膜外麻酔 151, 162
コカイン 23
呼吸 122
呼吸管理 91
呼吸機能検査 38
コリンエステラーゼ（ChE） 37
コロイド溶液 103
コロトコフ（人名） 26
コロトコフ音 26

《さ》

サーフローフラッシュ® 16
サイクロプロパン 21
細胞外液 100
細胞内液 100
酸素 61, 122
酸素フラッシュ 66
酸素ボンベ 61, 121

《し》

シバリング 112
蛇管 56, 63
シャント 35
術後回診 4
術後の鎮痛 115
術前回診 31
術前内服薬の指示 53
循環 126
循環管理 96
循環血液量 97, 128, 133
笑気（亜酸化窒素） 21, 61
小児 109, 142
静脈穿刺 11
静脈穿刺のポイント 14
静脈麻酔薬 5, 6, 86
静脈路の確保 8, 148
睫毛反射 79, 137
心胸郭比 39
人工呼吸器（ベンチレーター） 65
人工鼻 56
診察 48
迅速導入 90
心電計 25
心電図 41, 42
心拍数 99
深部静脈血栓症 11, 19

《す・せ・そ》

水分管理 128
水分バランス 100
睡眠 110
睡眠時無呼吸 134
スガマデクス 114
スキサメトニウム 7, 28
スタイレット 56
生理食塩水 101
脊髄くも膜下麻酔 151, 162
脊髄くも膜下麻酔針 157
セボフルラン 5, 21, 86, 87, 89, 117

173

索引

セボフルラン濃度　117, 119
全身麻酔　2
全身麻酔薬　5
ゼンメルワイス（人名）　24
ソーダライム　63, 64

《た行》

脱水　52, 131
脱分極性筋弛緩薬　7, 114
チアミラール　5, 89
チオペンタール　5, 89
中央配管　60
注射　23, 150
聴診器　52, 57, 72
鎮痛　5, 6
帝王切開　151
低酸素血症　34
低体温　112
デスフルラン　5, 21, 146
点滴　70
糖新生　108
導入　4, 74
動脈血酸素飽和度（SaO_2）　27
動脈血二酸化炭素分圧（$PaCO_2$）　85, 92
動脈ライン　50
トリクロロエチレン　21

《な行》

二酸化炭素分圧　85, 92
乳がん　135
乳幼児　143
尿量　131
脳血流　98

《は》

肺血栓塞栓症　11, 19
バイトブロック　57
パスツール（人名）　24
抜管　118
パッキング　144
バッグ　56, 59
バックカット　10
パルスオキシメーター　26, 67
バルビツレート　5, 6
ハロタン　21

《ひ》

非脱分極性筋弛緩薬　114
ヒドロキシエチルスターチ（HES）　103,
　132

肥満度　32
標準12誘導心電図　44
ビリルビン　37
頻脈　99

《ふ》

フェンタニル　6, 78, 86, 87, 88
副交感神経遮断薬　86
不動　5, 6
ブドウ糖　108
ブピバカイン　23, 152
フルストマック　89
ブレード　81
フレミング（人名）　24
プロポフォール　5, 89, 90

《へ・ほ》

平均血圧　97
ヘモグロビン　123, 125
ヘモグロビン酸素解離曲線　125
ヘモグロビン値　105
ベンゾジアゼピン　5, 6
ベンチレーター（人工呼吸器）　65
ヘンリーの法則　124
ポップオフバルブ　63, 65

《ま行》

マギル鉗子　57
麻酔
　──の目的　1
　──の歴史　20
麻酔維持　4, 95
麻酔カート　55
麻酔回路　61
麻酔器　60, 63
麻酔記録　76
麻酔準備室　55
麻酔同意書　53
麻酔導入　4, 74
麻酔申し込み書　31
マスク　56
マスク換気　80
麻薬性鎮痛薬　6, 86
マランパチ分類　49
慢性閉塞性肺障害　40
ミダゾラム　5, 78, 86, 87
メトキシフルラン　22
メンデルソン症候群　54
問診　31, 47

174

《や行》

薬剤　5, 85
輸液　25, 70, 99
輸液製剤　101
輸液速度　104, 116, 131
陽圧換気　34, 65, 91
余剰麻酔ガス回収装置　65, 67

《ら行》

ラドフォードのノモグラム　28
ランセット　10
離握手　117
リークテスト　65

リクルートメント　93
リスター（人名）　24
理想体重　34, 79
リドカイン　23, 154
リバース　112, 114
留置針　9, 10
流量計　62
リンガー（人名）　25
リンゲル液　101, 105
レミフェンタニル　7, 89, 107, 116
ロクロニウム　6, 79, 86, 87, 89
肋骨横隔膜角　39, 40
ロピバカイン　161

監修者紹介

諏訪 邦夫

1961年　東京大学医学部卒業
東京大学医学部助教授、帝京大学医学部教授などを歴任。医学博士

著者紹介

横山 武志

1986年　東京大学医学部（保健）卒業
1990年　大阪大学歯学部卒業
現　在　九州大学大学院歯学研究院教授，医学博士

NDC494　　185p　　21cm

好きになるシリーズ

好きになる麻酔科学　第2版

2018年11月19日　第1刷発行
2023年 7月21日　第3刷発行

監修者　諏訪邦夫
著　者　横山武志
発行者　髙橋明男
発行所　株式会社　講談社
　　　　〒112-8001　東京都文京区音羽2-12-21
　　　　　　販　売　(03) 5395-4415
　　　　　　業　務　(03) 5395-3615
編　集　株式会社　講談社サイエンティフィク
　　　　代表　堀越俊一
　　　　〒162-0825　東京都新宿区神楽坂2-14　ノービィビル
　　　　　　編　集　(03) 3235-3701

本文データ制作・カバー印刷　株式会社双文社印刷
本文・表紙印刷・製本　株式会社ＫＰＳプロダクツ

落丁本・乱丁本は，購入書店名を明記のうえ，講談社業務宛にお送り下さい．送料小社負担にてお取替えします．なお，この本の内容についてのお問い合わせは講談社サイエンティフィク宛にお願いいたします．
定価はカバーに表示してあります．
© Takeshi Yokoyama, 2018

本書のコピー，スキャン，デジタル化等の無断複製は著作権法上での例外を除き禁じられています．本書を代行業者等の第三者に依頼してスキャンやデジタル化することはたとえ個人や家庭内の利用でも著作権法違反です．

JCOPY　〈(社)出版者著作権管理機構 委託出版物〉

複写される場合は，その都度事前に(社)出版者著作権管理機構（電話03-5244-5088，FAX 03-5244-5089，e-mail : info@jcopy.or.jp）の許諾を得て下さい．

Printed in Japan

ISBN978-4-06-513815-1

わかるから、面白いから、旬の話題で好きになる！

好きになるシリーズ

好きになる 免疫学
「私」が「私」であるしくみ　第2版
山本 一彦・監修　萩原 清文・著
A5・270頁・定価2,420円　カラー

好きになる 免疫学
ワークブック　カラー
萩原 清文・著　B5・144頁・定価1,980円

好きになる 分子生物学
分子からみた生命のスケッチ
多田 富雄・監修　萩原 清文・著
A5・206頁・定価2,200円

好きになる 解剖学
自分の体をさわって確かめよう
竹内 修二・著　A5・238頁・定価2,420円

好きになる 解剖学 Part2
関節を動かし骨や筋を確かめよう
竹内 修二・著　A5・214頁・定価2,200円

好きになる 解剖学 Part3
自分の体のランドマークを確認してみよう　カラー
竹内 修二・著　A5・215頁・定価2,420円

好きになる 生化学
生体内で進み続ける化学反応
田中 越郎・著　A5・175頁・定価1,980円

好きになる 生理学
からだについての身近な疑問　第2版
田中 越郎・著　A5・206頁・定価2,200円　カラー

好きになる 病理学
咲希と壮健の病理学教室訪問記　第2版
早川 欽哉・著
A5・254頁・定価2,420円　カラー

好きになる 微生物学
感染症の原因と予防法　カラー
渡辺 渡・著　A5・175頁・定価2,200円

好きになる 栄養学
食生活の大切さを見直そう　第3版
麻見 直美・塚原 典子・著
A5・255頁・定価2,420円　カラー

好きになる 精神医学
こころの病気と治療の新しい理解　第2版
越野 好文／志野 靖史・著絵
A5・191頁・定価1,980円

好きになる 睡眠医学
眠りのしくみと睡眠障害　第2版
内田 直・著　A5・174頁・定価2,200円

好きになる 救急医学
病院前から始まる救急医療　第3版
小林 國男・著　A5・256頁・定価2,200円

好きになる 麻酔科学
苦痛を除き手術を助ける医療技術　第2版
諏訪 邦夫・監修　横山 武志・著
A5・185頁・定価2,530円　カラー

好きになる 薬理学・薬物治療学
薬のしくみと患者に応じた治療薬の選定
大井 一弥・著　A5・208頁・定価2,420円　カラー

好きになる 漢方医学
患者中心の全人的医療を目指して
喜多 敏明・著　A5・190頁・定価2,420円

好きになる 生物学
12ヵ月の楽しいエピソード　第2版
吉田 邦久・著　A5・255頁・定価2,200円

好きになるヒトの生物学
私たちの身近な問題 身近な疑問　カラー
吉田 邦久・著　A5・268頁・定価2,200円

好きになるミニノートシリーズ　B6・2色刷・赤字シート付

好きになる 生理学 ミニノート
田中 越郎・著

好きになる 解剖学 ミニノート
竹内 修二・著

好きになる 病理学 ミニノート
早川 欽哉／関 邦彦・著

※表示価格は税込み価格（税10%）です。　「2023年7月現在」

講談社サイエンティフィク　https://www.kspub.co.jp/